Sabrina B. Blut

Süß, süßer die Süßesten

Erfahrungen und Geschichten aus dem wirklichen
Leben eines Typ 1 Diabetikers, seiner Familie und
seines nahen Umfeldes

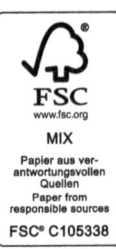

Bibliografische Information der Deutschen Nationalbibliothek: Die Deutsche
Nationalbibliothek verzeichnet diese Publikation in der Deutschen Nationalbibliografie;
detaillierte bibliografische Daten sind im Internet über www.dnb.de abrufbar.

2. Auflage

Herstellung und Verlag: BoD – Books on Demand, Norderstedt
Umschlaggestaltung Sebastian Blut
Abbildungen Birgit Marzy; Torsten Tober

ISBN: 978-3-7386-1003-1

Für Damian,
der sich durch nichts unterkriegen lässt, und immer wieder auf
seine Füße fällt.

Vorwort

"Ein Buch über Diabetes mellitus Typ 1 muss man das denn lesen?"

Tja, diese Frage kann ich nicht beantworten, aber jetzt, da Sie das Buch eh schon in der Hand haben ...

Mir bleibt also nur eine Gegenfrage: "Warum nicht lesen? Was können Sie schon verlieren, außer ein paar Stunden ihrer Zeit? Versuchen Sie es doch einfach. Weglegen können Sie es immer noch."

Auf den folgenden Seiten möchte ich keine Fakten durch Zahlen schaffen, die unverständlich sind und vermutlich auf Dauer eher langweilen. Ich möchte, auf charmante und ehrliche Art und Weise ein Stück weit aufklären. Dabei versuche ich die Möglichkeit zu schaffen, die Welt, für einen kurzen Moment durch unsere Augen und vielleicht auch die eines Diabetikers selbst zu sehen.

Und, um zwei Erkenntnisse, um die Sie beim Lesen nicht umhin kommen festzustellen, vorwegzunehmen:

Erstens, Diabetes mellitus Typ 1, von vielen auch nur kurz DM genannt und Diabetes mellitus Typ 2 haben zwar einen ähnlichen Namen, sind aber zwei vollkommen unterschiedliche Krankheitsbilder.

Zweitens, Sie können beruhigt weiter naschen und ihren Tee oder Kaffee mit Zucker süßen. Denn Fakt ist: Eine erhöhte Aufnahme dieser Leckereien schafft vieles, beispielsweise eine Fettleber, den berühmten und allseits ungeliebten Rettungsring, oder auch Karies – um nur einen Bruchteil zu nennen -, aber Diabetes Typ 1 verursacht es in keinem Fall. So viel Macht haben Schokolade, Eiscreme, Gummibärchen und Co. zum Glück nicht.

Auf den folgenden Seiten finden Sie diverse Geschichten und Erlebnisse aus unserem Leben, untermalt durch Statements und Geschichten anderer Betroffener, die alle auf wahren Begebenheiten beruhen.

Unter Umständen werden Sie über das ein oder andere schmunzeln können, während Sie anderes aufregt. Vielleicht aber können Sie sich in der einen oder anderen Situation auch selbst ein Stück wiedererkennen.

Mir bleibt an dieser Stelle nichts weiter als die Hoffnung, dass Sie jetzt, nachdem Sie schon mein Vorwort geschafft haben Lust verspüren, auch den Rest zu lesen ...

Prolog

Diabetes Typ 1 kann jeden treffen, zu jeder Zeit. Es ist eine Autoimmunkrankheit, die auch gerne als Laune der Natur bezeichnet wird. Wieso, und was genau die Ursache für einen Ausbruch dieser Krankheit ist, ist leider auch nach all den Jahren der Forschung noch unerkannt. Es gibt diverse Vermutungen, jedoch ist die einzige Gewissheit, die man bisher hat, die, dass keiner etwas für seine Erkrankung an Typ 1 Diabetes kann.

Hallo, ich möchte mich zu aller erst einmal vorstellen. Mein Name ist Sabrina B. Blut, und - welch` Überraschung - ich bin die Autorin dieses Buches. Mein Mann Sebastian und ich stellen uns seit mittlerweile acht Jahren der Herausforderung Eltern zu sein und ich möchte behaupten, bisher machen wir unseren Job ganz gut. Leider blieb es nicht alleine dabei, dass wir Eltern geworden sind. Unser Sohn ist ein "süßer Süßer". Im zarten Alter von zweieinhalb Jahren brach die Krankheit Diabetes mellitus Typ 1 bei ihm aus und stellte schon in mancher Situation unser Leben noch ein bisschen mehr auf den Kopf.
Dazu aber an anderer Stelle mehr.

Nach nun über sechs, um nicht zu sagen fast sieben Jahren Leben mit der lästigen Zecke DM, haben mich diverse Ereignisse dazu veranlasst, dieses Buch in Angriff zu nehmen. Sicher, es gibt schon viele Ratgeber zum Thema Diabetes. Kochbücher, Kinderbücher und, und, und. Jedoch beziehen sich diese meist auf den Typ 2 Diabetes.

Dieses Buch allerdings ist anders. Hier geht es nicht nur um Typ 1 Diabetes. Ich möchte versuchen Ihnen einmal eine ganz andere Sichtweise zu ermöglichen. Ich erzähle Geschichten aus unserem Alltag und so ganz nebenbei versuche ich, die eine oder andere Frage zu beantworten.

Ich bin kein Mediziner, kein Ernährungsberater oder Ähnliches. Ich bin nur eine liebende Mama, die hier viel aus ihrer persönlichen Erfahrung spricht, mit dem Wissen, das sie nicht immer alles richtig macht. Die aber jeden Tag aufs Neue versucht, ihr Bestes zu geben.

Jeder muss seinen Weg finden, um im Leben mit den verschiedensten Herausforderungen fertig zu werden.

Hier gelingt es mir, hoffentlich, auf eine unterhaltende Art und Weise, - mit diversen Geschichten aus unserem Leben, untermalt durch Kommentare anderer Betroffener sowie ihrem und unserem Umfeld -, einen möglichst plastischen Einblick in unser Leben zu schildern.

1.
Kapitel

Wie alles begann ...

Es sollte ein entspanntes Wochenende im März 2009 werden. Damian, unser Sohn, war noch etwas schlapp und blass um die Nase. Gewundert hat uns das nicht. Schließlich hatte er sich am Freitag im Kindergarten nach Tagen, in denen er flach gelegen hatte mit Fieber, Husten, Schnupfen, etc. endlich mal wieder richtig austoben können. Was sollten wir tun? Er war zu diesem Zeitpunkt zweieinhalb Jahre alt. Anbinden kann man so eine kleine Maus ja eher schlecht. Na ja, jetzt erfuhr er den Preis des übereilten, extremen Tobens ... Vielleicht würde er das nächste Mal besser hören, wenn wir sagten „Übertreib es nicht gleich." Warum hatten wir auch seinem Betteln nachgegeben und ihm erlaubt am Freitag in den Kindergarten zu gehen? Sicher, er hat den Kindergarten geliebt, aber eine Glanzleistung war das von uns, der Erzeugerfraktion, sicher nicht. Aber aus Fehlern lernt man ja bekanntlich.

An diesem Wochenende sollte es also möglichst tiefen entspannt zugehen. Vielleicht Waffeln backen und diese genüsslich mümmeln, während wir abwechselnd unserer Maus ihr Lieblingsbuch vorlasen. Dann vielleicht noch ein bisschen Fingerfarben malen und mit Duplo Steinen spannende Sachen bauen. Eben all das, was kleine Zwerge in diesem Alter gerne machen.

Doch irgendwie war Damian dazu nicht zu bewegen. Er kuschelte sich lieber wechselweise mit Mama oder Papa auf die Couch und das war es dann auch schon. Unterbrochen wurden diese Kuscheleinheiten durch regelmäßige und im Nachhinein betrachtet, recht häufige Trink- und Toilettenpausen.

Was waren wir froh, dass er wieder trank. Als er flach gelegen hatte, hatte er definitiv viel zu wenig getrunken. Nur mit Ach und Krach, sowie diversen Tricks, konnten wir ihn die letzten Tage überreden, wenigstens zwischendrin ein bisschen Saft zu trinken. Jetzt würde der Körper sich sicher einfach nur zurückholen, was er brauchte.

Nachts weckten uns dann tapsige Schritte, die ins Schlafzimmer dribbelten und eine zaghafte, deprimierte Stimme mit: "Mama, mein Bett ist nass." Ok, was soll`s, kann ja mal passieren. Also standen wir auf, und während mein Mann das Bett abzog, zog ich unserer Maus den Schlafanzug über die Ohren. Ich erschrak, denn selbst im schwachen Licht, das aus dem Flur in Damians Zimmer fiel, war es nicht zu übersehen. Unsere Maus war extrem dünn. Man hätte meinen können, dass der kleine Mann Werbung für die Welthungerhilfe machen wollte. Schlafanzug an, ab ins frisch bezogene Bett und morgen früh sollte es erst einmal auf die Waage gehen. Die halbe Nacht überlegte ich, warum mir das nicht schon eher aufgefallen war. Eine Antwort fand ich jedoch nicht.

Gesagt, getan. Durch Zufall war der kleine Mann am Freitag erst auf der Waage gewesen, da er die Zahlen, die sie anzeigte, so spannend fand. Sonntagmorgen waren es dann, sage und schreibe zwei Kilo weniger. Während viele Erwachsene sich darüber freuen würden, an einem Wochenende zwei Kilo abzunehmen, ist das für ein Kind nicht ganz so prickelnd. Vor allem, wenn es eh schon ein eher schmales Kind ist. Er war an sich jedoch wieder um einiges besser drauf. Brauchte zwar regelmäßige Pausen, trank dafür aber wieder ordentlich, aß gescheit und machte - bis auf die Sache mit dem Gewicht - einen recht normalen Eindruck. Dennoch wollten wir lieber am Montag früh zum Arzt, und die Sache mit dem Gewicht abklären lassen. Ein Bandwurm aus dem Kindergarten wäre ja eine Erklärung gewesen. Zumindest hört man das ja immer Mal wieder, so was, oder Ähnliches ...

Montagmorgen ging es dann zuerst noch mal auf die Waage.

Schon wieder war ein Kilo weg. Jetzt wog unsere Maus noch knapp über acht Kilogramm. Das da etwas nicht stimmen konnte, war klar.

Zum Glück waren die Sprechstundenhilfen sehr nett und schoben uns schnell zwischen, so dass wir nicht allzu lange warten mussten.

Von nun an ging alles sehr schnell. Blutabnahme, Urintest, bis zur körperlichen Untersuchung sollte es nicht mehr kommen. Nachdem der Arzt einen Blick auf die Ergebnisse der Schnelltests geworfen hatte, griff er zum Telefon und rief in der Kinderklinik an. "Ich schicke ihnen die Frau Blut mit ihrem Sohn Damian, in spätestens 25 Minuten sind sie da. Ich schicke sie direkt auf Station, alle Unterlagen und Weiteres faxe ich durch."

Ich saß da, Damian auf dem Schoss und wusste ehrlich gesagt nicht recht, wie mir geschieht. Krankenhaus? Mit Voranmeldung? Hä? Was sollte das? Ich verstand nur Bahnhof.

Die Erklärung kam nicht wirklich, und im Nachhinein betrachtet war es auch gut so. Unser Arzt legte auf und fragte mich nur, ob ich in der Lage bin sofort mit dem Kind ins Krankenhaus zu fahren, es ginge um Leben und Tod. Falls nicht riefe er jetzt sofort die Rettung.

Schock!!! Ein Satz, den man nie ernst gemeint im

Zusammenhang mit seinem Kind hören will. Die Antwort war klar. Selbstverständlich würde ich sofort losfahren und mein Kind selber in die von ihm genannte Klinik bringen. Ohne Zögern wollte ich alles so machen, wie er es sagte.

Vor der Abfahrt noch ein schneller Anruf bei Sebastian, dem Papa auf der Arbeit. Auch er ließ alles stehen und liegen, und machte sich umgehend auf den Weg in die Klinik.

Da waren wir, auf einem riesigen Klinikgelände im unscheinbarsten und gefühlten ältesten Gebäude des Geländes - dem Trakt der Kinderklinik. Ich werde nie begreifen, warum gerade der Bereich für die Kleinsten irgendwie immer heruntergekommen und gruselig aussieht, man kann und sollte leider eher die Formulierung unfreundlich und leicht verkommen wählen. Zudem noch ein extrem mieser Geruch, der mich an desinfizierte, verstaubte, leicht säuerliche Milch erinnerte. Auch die paar Window Color Bilder am Fenster im Spielraum, in dem wir saßen und warteten, konnten mich nicht von diesem Eindruck abbringen. Zugegeben, das waren sekundäre Gedanken. Primär beschäftigte sich mein Hirn mit der Frage, warum wir jetzt warten mussten. Ich wusste noch immer nicht, was mit unserem Sohn ist, zudem erschien mir jede Sekunde wie unzählige Minuten. Sebastian war in der Zwischenzeit ebenfalls eingetroffen und wir waren uns schnell einig, dass diese Ungewissheit unsere Nerven strapazierte, wie nichts zuvor. Nach weiteren wahren fünf Minuten und gefühlten sechs Stunden wurden wir von einer Schwester in ein Untersuchungszimmer gebeten. Dort wurde unserer Maus dann ein Zugang gelegt und direkt Blut abgenommen. Die ersten Ergebnisse sollten kurz darauf schon feststehen und so brachte man uns in das Zimmer, das wir - laut Schwester - zumindest die nächsten Tage bewohnen würden.

Und da war sie schon wieder, die Warterei, ohne etwas zu wissen. Die Ärzte und Schwestern gaben vermutlich Vollgas, doch wir waren gefangen in der unendlich langsam rinnenden Zeit des Wartens. Damian fragte immer wieder, wann wir den nach Hause könnten und erklärte uns, dass ihm langweilig sei. Tja, auch an ihm ging die Warterei nicht spurlos vorbei und so versuchten wir ihn mit Eigenkreationen unterschiedlichster Spiele zu unterhalten. Der Erfolg war mäßig, und zudem wurde der kleine Mann wieder immer schlapper.

Dann – endlich - kam eine Ärztin ins Zimmer und erklärte uns, dass unser Sohn in jedem Fall zuckerkrank sei, sprich „Diabetes mellitus Typ 1" hätte. Sein Zuckerwert läge momentan bei 794 mg/dl, er wäre latent übersäuert, sprich hätte eine lebensgefährliche Ketoazidose und es wäre ein Wunder, dass er noch wach sei. Nach ersten Untersuchungen kam heraus, dass sein Immunsystem angefangen hatte, seine inneren Organe zu bekämpfen. Genaueres könnte man uns aber erst in ein paar Stunden nach weiteren Tests sagen.

Da war sie, die Diagnose - Damian war jetzt also ein Diabetiker Typ 1 mit einer lebensgefährlichen Ketoazidose. Es dauerte noch einige Zeit, bis wir Entwarnung bekamen bezüglich der anderen Organe. Gott sei Dank, das Opfer war "nur" die Bauchspeicheldrüse.

Doch was das bedeutete, konnten wir in den ersten Stunden noch nicht recht erfassen. Während Damian über seinen Zugang Insulin, Kochsalz und weitere Mittelchen, erhielt, um seinen Zuckerwert zu senken und die Ketoazidose in den Griff zu bekommen, überlegten wir uns, was es alles noch zu erfragen galt.

Der Zuckerwert eines Gesunden liegt im Schnitt zwischen 80 mg/dl und 120 mg/dl. Man muss kein Arzt sein um zu erkennen, dass 794 mg/dl demnach nicht nur schlecht, sondern extrem übel ist. Auch wussten wir, dass es einen Unterschied zwischen Typ 1 Diabetes und Typ 2 gibt. Vereinfacht ausgedrückt hat der Typ 2 Diabetiker einfach nur vergessen, wie er den von der Bauchspeicheldrüse hergestellten Schlüssel Insulin nutzen muss, um den Zucker zu verwerten. Typ 2 Diabetes wird in Anspielung auf die Vergesslichkeit gerne auch „Alterszucker" genannt.

Beim Typ 1 Diabetiker hat die Bauchspeicheldrüse die Produktion des lebensnotwendigen Hormons Insulin eingestellt. Ohne das Injizieren von Insulin in das Unterhautfettgewebe kann der Typ 1 Diabetiker nicht überleben, während Typ 2 Diabetes teilweise sogar als heilbar gilt.

Soweit so gut. Aber was bedeutete die Sache mit der Ketoazidose? Und wie würde es jetzt weitergehen?

Ketoazidose ist - so erklärte man uns - der Ausdruck für die Übersäuerung im Körper. Erkennbar ist dies an diversen Anzeichen, wie zum Beispiel Hyperventilation, Müdigkeit, Azetongeruch im Atem, Übelkeit ..., aber auch durch einen hohen Blutzucker und eine große Anzahl an Ketonkörper im Urin.

Insulin dient dazu, den Blutzuckerspiegel zu senken und reduziert zudem die Fettverbrennung. Fehlt das Hormon Insulin, steigt nicht nur der Blutzuckerspiegel immer weiter an, es kommt zusätzlich zu einem extremen Gewichtsverlust innerhalb kürzester Zeit. Ein Nebenprodukt, oder besser gesagt ein Abfallprodukt der Fettverbrennung sind die sogenannten Ketone. Diese Ketonkörper führen im Blut zu einer lebensbedrohlichen Übersäuerung, während der Insulinmangel dafür sorgt, dass ganz einfach ausgedrückt, der Diabetiker isst und isst und dennoch schlichtweg verhungert.

Für Damian stand also somit fest, dass er von nun an in irgendeiner Form Insulin in sein Unterhautfettgewebe bekommen musste. Wir mussten jetzt sehr schnell entscheiden, welche Form das sein sollte. Zur Wahl standen: der Pen, eine moderne und vereinfachte Art einer Spritze oder eine Insulinpumpe. Wir entschieden uns nach Anraten der Ärztin für den Pen, oder besser die Pens. Man erklärte uns, dass ein gesunder Körper zum einen kontinuierlich eine kleine Menge Insulin abgab, auch Basal genannt und zusätzlich noch Mahlzeiteninsulin, sobald wir etwas essen. Bei Diabetikern werden diese zwei Arten in der Regel übrigens Langzeitinsulin, sprich Basalinsulin und Kurzzeitinsulin oder auch Bolus, Mahlzeiteninsulin genannt.

Es hilft einem Diabetiker also nicht - wie viele glauben - einfach auf die Einnahme von Kohlenhydraten zu verzichten, um sich nicht spritzen zu müssen. Der Körper braucht immer Insulin, selbst dann, wenn man es schaffen würde, sich kohlenhydratfrei zu ernähren.

Von neu und ungewohnt, zu verworren, bis hin zum Alptraum ...

Ein grüner und ein orangener Pen sollten also von nun an Damians beste Freunde sein, oder besser werden. Dazu ein Blutzuckermessgerät, um den Zuckerwert stets kontrollieren zu können, dazu passende Messstreifen, sowie ein Tagebuch, das akribisch mit Blutzuckerwerten, Mahlzeiteninformationen und den berechneten und abgegebenen Insulineinheiten geführt werden sollte. Nicht zu vergessen die sogenannten "Notfall BE`s", wie Traubenzucker, Lutscher oder Gummibärchen, für den Fall einer Unterzuckerung. Das alles, wurde ab diesem Zeitpunkt zu Damians ständigem Begleiter.

Soweit der einfache Teil. Schon am nächsten Tag wollten wir beginnen alles zu lernen, was wir lernen mussten. Zugegeben auch, um möglichst schnell aus diesem tristen Krankenhaus fliehen zu können. Damian war durch den Tropf ans Bett gefesselt und so beschränkten sich unsere Aktivitäten wechselweise auf das Lernen, wie wir mit der Krankheit umzugehen haben und Vorlesen, um die kleine Maus so gut es ging, bei Laune zu halten. Ein Pluspunkt, den nicht jeder Betroffene hat, war, dass wir ein Familienbetrieb sind und mit meinen Schwiegereltern zusammenarbeiten, welche Sebastian sofort freigestellt hatten. Ich war noch im Erziehungsurlaub, wenn auch am Ende, und so konnten wir alles dransetzen, gemeinsam diese schon jetzt hinterlistige Zecke DM, zu verstehen und ein Leben mit ihr zu gestalten. Während also der Eine von uns dem Kind ein Buch vorlas, ging der andere, um zu lernen, wie man das Essen berechnete, et cetera. Bei der nächsten Mahlzeit war es dann andersherum. Kohlenhydrate, Gewichte, Broteinheiten, Nährwerttabellen, schnelle Kohlenhydrate, langsame Kohlenhydrate, Fettgehalte verästelten sich zu einem Dickicht, welches von uns bezwungen werden wollte und musste. Wenn man sich vorher noch nie groß damit beschäftigt hat, glaubt man nicht, dass man sich irgendwann nahezu alles hierzu merken kann und entsprechende Werte ad hoc parat hat. Es ist ein Gewusel aus Zahlen und Fakten, das schon nach wenigen Stunden dafür sorgt, dass der Kopf gefühlt zu einem Ballon angewachsen ist. Wir wurden Bewohner einer neuen Welt, der Welt der Lebensmittel. Und so standen wir da und mussten herausfinden, welche für uns Freund und welche Feind waren.

Jeder Mensch reagiert anders auf bestimmte Lebensmittel, und so verhält es sich bei Diabetikern natürlich auch.

Es gibt für jeden Zuckerkranken bei der Ersteinstellung eine Faustregel, welche zur Umsetzung des Gelernten dient. Nach und nach kristallisieren sich dann noch individuelle Feinheiten heraus, unter dessen Beachtung man irgendwann zu seiner - momentan geltenden – persönlich besten Einstellung gelangt.

Vor dem Essen stand also ab jetzt die Sache mit dem Messen. Das war unsere leichteste Hürde. Damian hatte am zweiten Tag im Krankenhaus genau zugeguckt, wie die Schwester es uns zeigte, und wie wir das dann nach ihren Anweisungen machten, um es dann abends an uns auszuprobieren. Am nächsten Tag hat er mit leichter Unterstützung von uns seinen Zucker das erste Mal selbst gemessen. Das Messen war für ihn irgendwie wie ein Spiel, und so gab es - zumindest im Krankenhaus - damit und deswegen kaum Probleme.

Die Sache mit den Pens sah da allerdings schon um einiges anders aus. Die innere Blockade des Spritzens zu überwinden ist schwerer als man denkt. Während es bei einer Stechhilfe zum Zuckermessen so ist, dass die kleine Nadel versteckt ist und nur im Moment des Auslösens raus schnellt und so schnell sticht, dass man sie nicht sieht, sieht man die Nadel des Pens sehr wohl, und zudem weiß man genau, was man gleich macht. Das sorgt für eine extrem hohe Schwelle, die es zu überwinden gilt.

Selbstverständlich haben wir alles mehrfach genau erklärt bekommen, und dann unseren ersten Patienten gespritzt - eine Banane. An der Banane war es wirklich leicht. Die Schwester stand dabei und erklärte uns, was wir richtig gemacht hatten und was anders vermutlich händelbarer wäre.

Dann sollten wir es einfach mal - ohne Insulin - bei uns versuchen. Eine Bauchfalte halten und uns dann einmal mit der Nadel in die Bauchfalte stechen, um festzustellen, wie es sich anfühlte. Schon das war ein Alptraum und ich muss zugeben, ich habe es de facto nicht geschafft. Ich habe es wirklich versucht, ich wollte wissen, wie das zukünftig für meine Maus sein wird, aber ich habe es nicht geschafft. Ich konnte mich einfach nicht selbst überwinden. Sich diesem inneren Kampf hinzugeben, um dann festzustellen, dass man verliert, ist frustrierend und erschreckend gleichermaßen. Es war eigentlich eine Kleinigkeit, und unser Kind würde diese zukünftig leisten müssen, doch ich versagte dabei kläglich. Ein Moment in dem ich, während ich die Spritze zurückgab, an meinen Qualitäten als Mutter zweifelte.

Sebastian ging es ähnlich, er saß eine ganze Weile da, starrte auf die Nadel am Pen und dann auf seine Bauchfalte, dann wieder auf die Nadel. Letztendlich schaffte er es jedoch sich zu überwinden und - wenn auch nicht wirklich selbstsicher - die Nadel in die von ihm gehaltene Bauchfalte zu stechen. Sein Resümee war, dass es sich zwar nicht so schlimm anfühlen würde, er aber dennoch auf eine Wiederholung gerne verzichten wollten würde.

Zur nächsten Mahlzeit war dann der Moment gekommen, den

wir durchaus gefürchtet haben. Wir, genauer gesagt ich, sollte Damian das erste Mal selber spritzen. Unter Aufsicht der Schwester richtete und wog ich das Essen. Es galt die Anzahl der Kohlenhydrate, kurz KH, zu ermitteln, um dann daraus die Broteinheiten, kurz BE, zu errechnen. Zwölf Gramm KH entsprechen einer BE, sechs Gramm KH demzufolge einer halben BE. Jetzt galt es also abzuschätzen, wie groß Damians Hunger war und ob er dementsprechend isst, da ja jeder weiß, wie spannend Krankenhausessen sein kann. Kartoffeln, Nudeln, Soße, etc. mussten dann nach ihrem individuellen Anteil an KHs gewogen und so portioniert werden, dass eine für einen Zweieinhalbjährigen schaffbare Portion entsteht, die zudem noch in BE`s umgerechnet werden kann, welche wiederum in Insulin umgerechnet eine mit einem Pen spritzbare Menge ergab. Unser Pen gestattete zum Beispiel eine Einstellung nur in 0,5er Schritten der Insulineinheiten.

Zum Glück gab es ein schlaues Buch, in dem ich alles nachschlagen konnte und welches ich schnellstmöglich anschaffen wollte.

Ich verstehe durchaus, wenn sie diese letzten Zeilen jetzt noch einmal lesen müssen, und kann ihnen sagen, das erste Essen, das ich zurechtmachen musste, war kalt, bis es bei meinem Sohn auf dem Nachttisch stand.

Nachdem dieser Schritt bewältigt war, musste ich die

berechneten BE`s mit einem vom Arzt vorgegebenem Mahlzeitenschlüssel in die Menge Insulin umrechnen, die er nach Ansicht des Doktors momentan für dieses Essen braucht. Bei wem jetzt der Eindruck entstanden ist, dass das auch ein Stück weit einem Ratespiel gleicht, dem sei gesagt, dass er damit Recht hat. Bei der Ersteinstellung, wie man diesen ersten Klinikaufenthalt bei Diabetes mellitus Typ 1 nennt, ist es nichts weiter wie ein fröhliches Faktorraten unter ärztlicher Aufsicht. Man nähert sich Tag für Tag einer Insulineinstellung an, die bis zum nächsten Wachstums- oder Entwicklungsschub bestehen bleibt. Jede hormonelle Änderung des Körpers kann auch eine neue Insulineinstellung unabdingbar machen. Nicht umsonst haben beispielsweise so viele Diabetiker und deren Eltern einen solchen Respekt vor der Pubertät.

Nachdem ich nun unter dem kontrollierenden Blick der Schwester das Essen gerichtet und die abzugebenden Insulineinheiten berechnet hatte, galt es Damians Zuckerwert zu messen und gegebenenfalls eine Korrektur mit in die Insulinmenge einfließen zu lassen. Auch hierzu gab es einen Schlüssel, der uns anleitete.

Dann saß ich da, Damian neben mir und man konnte die Angst in seinen Augen nicht nur sehen, sondern förmlich greifen. Wir hatten zwar versucht ihm im Vorfeld zu erklären, was jetzt kommen würde, doch lagen zwischen der Erklärung und dem tatsächlichen Tun einfach schlichtweg Meilen. Während ich die Luft aus der Spritze drückte, versuchte ich ihn noch einmal behutsam darauf vorzubereiten was kommen würde und ihm klar zu machen, dass ich das tue, weil ich ihn so liebe und nicht weil er irgendetwas angestellt hatte. Ich hielt eine Bauchfalte und stach ihm nach einigem Zögern mit zitternder Hand den Pen in die Falte. Damian weinte und schrie. Und obwohl mir klar war, dass er mehr aus Angst als aus Schmerz weinte, konnte auch ich meine Tränen nicht zurückhalten. Ich sollte das Insulin langsam aus dem Pen drücken und kämpfte innerlich richtig mit mir, mich an diese Anweisung zu halten. Zu gern hätte ich Damian, so schnell es geht erlöst, doch geholfen hätte ich ihm damit nicht. Als es geschafft war, zog ich die Nadel aus dem Bauch und wollte Damian trösten, doch für ihn war ich jetzt erst einmal die Böse. Die Mama, die so was Gemeines und Schlimmes mit ihm gemacht hatte. Sebastian stand am Fußende des Bettes, und auch ihm war sichtlich anzumerken, wie nah ihm dieser Vorgang ging, und das, obwohl er dieses Mal nur der Zuschauer war. Dass zwischen Banane und Mensch ein Unterschied besteht, ist klar. Aber der zum eigenen Kind, ist mit Worten nicht wirklich zu beschreiben. Auch wenn uns klar war, dass es mit der Zeit einfacher werden würde, so werden wir dieses erste Mal sicher nie vergessen. Dieser Moment, der nicht nur an sich für uns alle wirklich hart war, sondern der uns gleichwohl klarmachte, dass es noch viele Hürden und Barrieren zu überwinden geben würde.

Die Erste bestand - neben dem Spritzen selbst - darin, Damian zu erklären, warum wir, die sonst immer versuchen ihn vor Gefahren und Schmerzen zu bewahren, seinen Körper ab jetzt mehrfach täglich mit Nadeln drangsalieren würden.

Dennis S., 15 Jahre, St. Ingbert :

„Ich bin jetzt seit etwas über einem Jahr 1er Diabetiker. Als die Diagnose gestellt wurde, war mir ehrlicherweise nicht mal klar, was das gerade war. Meine Mutter saß damals mit mir zusammen im Labor der Arztpraxis und fing an zu weinen. Erst da bekam ich das schlechte Gefühl, dass sich mein Leben ändern würde. Als ich dann noch die Spritze sah, wurde mir erst recht schlecht ... "

Britta H., 33 Jahre, Weimar:

„Die Krankheit brach kurz nach seinem ersten Geburtstag aus. Die sofortige Behandlung in der Klinik folgte, da er schon kurz vor einem Koma stand. Hier kam es neben vielen Tränen zu einer wochenlangen Einstellung auf die Insulintherapie, Schulungen und zum Erleben der ersten Schritte unseres Kindes ... "

2.
Kapitel

Wer ist hier der Boss?

Wir waren jetzt schon knapp zweieinhalb Wochen im Krankenhaus und langsam aber sicher mit unseren Kräften am Ende. Abwechselnd schliefen wir die Nächte mit in der Klinik, wobei man hier von Schlaf nicht wirklich sprechen kann. Jede Stunde wurde der Blutzucker gemessen, um auch für die Nacht eine, oder besser gesagt seine richtige Einstellung zu finden. Erst dann sollten wir an eine Entlassung denken dürfen. Ein wichtiger Punkt, denn gerade am Anfang, wenn man noch unsicher ist, braucht man alle Sicherheit, die man bekommen kann. Die Aussicht auf Schlaf und Erholung wird zur Nebensache, wenn es darum geht zu begreifen, was alles in einem Körper passiert, während er einfach nur da liegt und friedlich schlummert. Sowohl ein Überzucker - Hyperglykämie - als auch eine Unterzuckerung - Hypoglykämie - können fatale Folgen haben, sofern sie unbemerkt bleiben. Und um die Sache mal zu benennen, mit fatal meine ich Folgen bis hin zum Tod. Während der eine also die nächtlichen Messungen vollzog, wartete der andere zu Hause auf den Wert per SMS. Es war wie eine Art Hausaufgabe für denjenigen von uns, der die Nacht zu Hause war. Eine Art Test, den übermittelten Wert richtig zu interpretieren.

Doch gab es auch die ersten schönen Momente, die uns als Eltern immer wieder Kraft gaben. Damian ging es von Tag zu Tag besser. Er verwandelte sich wieder in das fröhliche und lebhafte Kind, dass er vor der Erkrankung war. Blutzuckermessen war weiterhin ein Spiel für ihn, und wenn er nicht wollte, haben wir eines daraus gemacht. Das Spritzen war leider noch immer sehr schwer, für ihn und für uns. Der Tropf verschwand und wir arbeiteten nur noch mit den Pens. Der eine war für das basale Langzeitinsulin, welches wir ihm morgens und abends in das Fettgewebe des Oberschenkels spritzten. Der andere war ausschließlich für das Mahlzeiteninsulin bestimmt, welches in die Bauchfalte gegeben wurde. In diversen Schulungen, die wir besuchen mussten, um mit unserem Kind irgendwann wieder nach Hause zu können, lernten wir unter anderem, dass ein Diabetiker über den Tag verteilt fünf Mahlzeiten zu sich nehmen sollte. Drei Hauptmahlzeiten und zwei Zwischenmahlzeiten. Wer jetzt also mitgerechnet hat, dem ist bewusst geworden, dass wir neben dem momentanen stündlichen Zuckermessen noch bis zu sieben Insulinspritzen setzen mussten.

Man erklärte uns in einer, von vielen Schulungen, dass zwischen dem Spritzen des Mahlzeiteninsulins vier Stunden liegen sollten. Was jetzt noch harmlos klang, sollte sich schon bald als echte Herausforderung erweisen. Während des Trubels im Krankenhaus, bei dem wir primär nur auf Anweisungen gehandelt haben, wurde uns die Schwierigkeit dessen nicht bewusst.

Während wir also versuchten, jedes Fitzelchen an Information aufzusaugen wie ein Schwamm, kam unser kleiner Satansbraten auch schon wieder auf spannende Ideen.

Weil ein Kind gerade einmal zweieinhalb Jahre alt ist, heißt das noch lange nicht, dass es nicht mitbekommt, wie der Hase jetzt läuft. Damian hatte sehr schnell spitz bekommen, dass nach dem Messen und Spritzen - bei welchem er zwar noch immer bitter weinte, aber nicht mehr ganz so laut schrie - das Essen kam. Wir hätten stutzig werden sollen, als er relativ ruhig die Spritzerei über sich ergehen ließ. Er wartete ab, was es zu essen gab, rümpfte dann die Nase und sagte: "Das ess` ich nicht. Das ist eklig! Und schmeckt nicht!" Zugegeben, es war der X-te Tag, an dem es Nudeln mit Tomatensoße gab und auch wir fanden das Essen eher fade, aber damit hatten wir nicht gerechnet. Er hatte uns eiskalt erwischt und der schelmische Blick verriet uns, dass er das genau wusste. "Komm Damian, so schlecht, ist es doch gar nicht. Probiere doch erst einmal" versuchte Sebastian ihn zu überzeugen. Keinen Erfolg. Ich versuchte es - typisch Mama - mit sehr geräuschlastigem Füttern a la „Brumm brumm, das Auto will in die Garage". Das Ergebnis: Damian und das andere Kind im Nebenbett lachten sich schlapp, ich blamierte mich vor der natürlich in diesem Moment eintretenden Schwester und gegessen hatte er noch immer nix. Was sollten wir diskutieren? Das Insulin war abgegeben und würde bald seine Wirkung zeigen. Er musste also langsam etwas essen, um einen Unterzucker zu vermeiden. Also taten wir, was wir tun mussten und fragten ihn, was er denn essen wollen würde. Die Antwort kam prompt und mit einem Grinsen im Gesicht. Zudem war sie eigentlich nicht wirklich überraschend: "Schokopudding!" Da es in einem Krankenhaus nicht nur schwer ist mal eben schnell eine vernünftige Alternative zu zaubern und wir wegen der ganzen Spritzerei ein schlechtes Gewissen hatten, gaben wir nach und er bekam seinen Wunsch erfüllt. Dieser Punkt ging an Damian, im vollen Bewusstsein, dass er diese neu entdeckte Karte vermutlich nicht nur so lange wir hier in der Klinik wären, öfter versuchen würde auszuspielen.

Thomas M., 46 Jahre, Münster:

„Ich dachte, ich höre nicht richtig, als meine Tochter das Essen verweigerte. Sie war 12, als die Krankheit bei ihr ausbrach und nachdem ich schweißgebadet mit ihr das Abendessen berechnet hatte und sie sich auch alles brav abgegeben hatte, erklärte sie, dass ich das essen könne. Sie wolle lieber Pizza von der Pizzeria nebenan. Zum Glück kannten die Schwestern diese Problematik schon und waren sehr hilfsbereit."

Ab in unsere neue Welt …

Es war so weit, wir hatten es geschafft. Eine Grundeinstellung war gefunden und Damians Übersäuerung Schnee von gestern. Etwas über drei Wochen hatte es gedauert, bis es hieß, dass man uns entlassen würde. So kam der Tag an dem wir vollgepumpt mit Informationen aus zig Schulungen und Gesprächen, sehr vielen gut gemeinten Ratschlägen, einer riesigen Liste von Dingen, die wir uns verschreiben lassen sollten, einem exorbitanten Stoffhasen, den Damian von Spendern des Fördervereins der Klinik geschenkt bekommen hatte, einem frisch auskuriertem Magen-Darm-Virus, den sich unser Kind während seines Klinikaufenthaltes in dem er fast nur ans Bett gefesselt war, eingefangen hat und der Zecke Diabetes, den Weg nach Hause antraten. Ein klasse Moment und ein schrecklicher zugleich. Wir waren unglaublich glücklich endlich nach Hause zu dürfen, und dieses unschöne Ambiente verlassen zu können. Auf der einen Seite fühlten wir uns relativ sicher bei dem was wir gelernt hatten. Aber auf der anderen Seite hatten wir auch Angst Fehler zu machen. Fehler, dessen Konsequenzen vielleicht doch noch nicht in ihrer Gänze von uns erfasst wurden. Aber irgendwann kommt der Tag, da muss man einfach in das kalte Wasser springen und sich der neuen Herausforderung stellen. Als genau das, wollten wir es nämlich sehen. Nicht als Krankheit, sondern als Herausforderung. Wir wollten zusehen, dass die Krankheit, die momentan noch unser Leben bestimmte, nach und nach so weit in den Hintergrund tritt, dass wir wieder die Führung übernehmen konnten. Ob uns das gelingen würde war uns nicht klar, aber einen Versuch war es wert.

Es war ein Freitag und wir wurden gegen Mittag entlassen. Spontan entschieden wir, zur Feier des Tages Mittagessen zu gehen. Ein gewagtes Vorhaben, so frisch entlassen und noch grün hinter den Ohren im Bereich des Wissens um den Diabetes. Aber sollten wir dem Diabetes erlauben, uns in unserer Wahl "wo" wir essen wollten einzuschränken, da er doch schon die Macht über das "wann" zugesprochen bekam? Nein! Das sollte doch bitte unsere Entscheidung sein. Es war so, als würden wir trotzig mit dem Fuß aufstampfen und versuchen den Diabetes zu erziehen. Der erste imaginäre Machtkampf sollte beginnen. Wir wollten den Großeltern eine Freude machen, denn schließlich haben auch sie Tage voller Sorge verbracht, haben versucht uns so gut es geht zu unterstützen und mit Damian gelitten. So entschlossen wir uns, nach der Entlassung aus der Klinik an unserem Laden zu halten, mit den Schwiegereltern Mittag zu essen und dann auf dem Heimweg bei meinen Eltern zu halten und sie so ebenfalls zu überraschen.

Gesagt, getan. Damian durfte sich aussuchen, wo oder besser was er zum Mittag essen wollte. Die Entscheidung fiel ihm nicht schwer. In einem nahe gelegenen Lokal war Schnitzeltag. Und genau das sollte es sein. Ein Schnitzel mit Pommes und Ketchup. Was für die einen einfach wie ein leckeres Essen klingt, brachte uns fast zur Verzweiflung. Aber - wir erinnern uns an die Sache mit dem aufstampfenden Fuß - wir würden es hinbekommen. Um uns gegenseitig etwas mehr Sicherheit zu geben, sprachen wir uns ab. "Das Schnitzel ist paniert, was meinst Du, wie müssen wir das berechnen?" "Ich schätze, auf dem Teller sind Pommes im Wert von fünf BE, was meinst Du?" "Und der Ketchup, wir dürfen den Ketchup nicht vergessen." "Was glaubst Du, wie viel schafft er?" "Welchen Zuckerwert hat er?" Für uns war das ein durchaus spannendes Tischgespräch, und ob wir alles richtig gemacht hätten, würde sich beim nächsten Messen zeigen.

Damian schien sich gänzlich seinem Hunger der letzten Tage hinzugeben. Man hätte meinen können, dass er während des Krankenhausaufenthaltes, keinerlei Nahrung bekommen hätte, und verdrückte alles, was wir für ihn vorgesehen hatten. Es war eine wahre Freude ihm dabei zuzusehen. Gesättigt und mit einem Grinsen auf dem Gesicht verabschiedeten wir uns von den Schwiegereltern. Ich vermute, auch sie haben den Rest des

Tages ein freudiges Lächeln im Gesicht gehabt und die abfallende Anspannung genossen. Wir haben uns währenddessen auf den Weg zu meinen Eltern gemacht. Damian war auf dem Rücksitz eingenickt und unsere Welt schien in diesem Moment zum ersten Mal wieder in eine richtige Bahn geraten zu wollen.

Angekommen bei meinen Eltern war natürlich auch hier die Freude groß. Damian war extrem gut drauf und flitzte durch die Wohnung. Da in der Zwischenzeit eine Stunde seit dem Mittagessen vergangen war, war es an der Zeit mal wieder den Zuckerwert zu bestimmen. Der Moment der Wahrheit war gekommen und das Messgerät würde gnadenlos sein. Also, Damian ab zum Händewaschen, Streifen in das Gerät, Damian um einen Tropfen Blut seines Fingers erleichtert und fünf Sekunden gewartet, bis die Zahlen Weiß auf Schwarz auf dem Display erschienen. Es kam, was kommen musste. Der Wert lag über 250 mg/dl. Instinktiv schienen Sebastian und ich dasselbe zu denken: Ruhe bewahren und vor dem Kind keine Unsicherheit zeigen.

Wir hatten de facto irgendetwas falsch berechnet, und mussten hier in jedem Fall nochmal später und in Ruhe, das Mittagessen mit unserem besten Freund, dem akribisch geführten Tagebuch, Revue passieren lassen. Doch jetzt galt es erst einmal, zu handeln. Eine Korrektur durften wir nicht abgeben, da die vier

Stunden, die zwischen dem Spritzen liegen sollten, ja noch lange nicht vergangen waren. In der Schulung hatten wir unter anderem gelernt, dass Bewegung den Zuckerspiegel senkt, unterstützt durch Trinken. Während Sebastian also mit der Oma in die Küche ging, um ein Glas Wasser zu holen, schnappte ich mir unsere Maus und begann sie durchzukitzeln und mit ihr auf dem Wohnzimmerboden herumzutollen. Energie hatte er genug, sei es von der halben Stunde schlafen im Wagen, oder auch freigesetzt durch den hohen Zucker. So oder so, wir tobten ordentlich und als er mich geschafft hatte, musste sein Papa ran. Unterbrochen wurde das Spektakel zwischendrin nur, um einen ordentlichen Schluck Wasser zu trinken. Unsere Maus, da war sie wieder, ausgelassen und konnte gar nicht genug bekommen...

Eine weitere Stunde verging und wir wollten wissen, ob die von uns ergriffenen Maßnahmen geholfen hatten. Ein neuer Streifen, ein neuer Blutstropfen - Los geht's. Ergebnis: 164 mg/dl. Das hatten wir also richtig gemacht. Geschafft und erleichtert diese erste Hürde genommen zu haben machten wir uns auf den Weg nach Hause. Damian freute sich wie Bolle auf sein Zimmer, und wir uns, wieder alle zusammen zu Hause zu sein.

Das Haus glich einem Schlachtfeld. Wäsche türmte sich, Post stapelte sich und der Staub war leider auch nicht an unserer Tür vorbeigezogen. Wie das halt so ist, wenn man etwas über drei Wochen nur zum - mehr oder weniger - schlafen nach Hause kommt und morgens in aller Frühe wieder in das Krankenhaus fährt. Aber das war jetzt schnuppe. Das Chaos würde morgen auch noch da sein. Wir luden das Auto aus, und ich möchte anmerken, dass wir irgendwie mehr Sachen im Wagen hatten als nach einem vierwöchigen Urlaub. Nachdem alles in den Flur gestellt, war begleiteten wir Damian in sein Zimmer, in dem er seine ganzen Sachen noch einmal neu zu entdecken schien.

Ein Blick auf die Uhr verriet, dass wir es mittlerweile nach 19 Uhr hatten und somit die "magischen" vier Stunden geschafft waren. Also Zeit für das Abendessen. Um diesmal auf Nummer sicher zu gehen, entschieden wir uns für ein Essen, dessen Berechnung wir uns sicher waren. Insbesondere für die erste Nacht zu Hause wollten wir so risikolos wie irgend möglich agieren.

Damian war gespritzt, satt und absolut erledigt. Es war also an der Zeit, dass wir die nächste Premiere in Angriff nahmen – die erste Nacht zu Hause mit unserem neuen, unsichtbaren Mitbewohner „DM".

Beim Entlassungsgespräch bekamen wir genaue Anweisungen, wie wir mit den Nächten umzugehen hatten. Engmaschig den Zucker kontrollieren, um nicht nur selber ein Gefühl für das

Verhalten seines Körpers bei Nacht zu bekommen, sondern um auch die nächtliche Einstellung noch im Auge zu behalten.

"Engmaschig" – was bedeutet das? Wir waren so damit beschäftigt gewesen nichts zu vergessen, dass wir nach einer genauen Definition von „engmaschig" nicht gefragt hatten. Wir brachten Damian also ins Bett, genauso wie wir es immer taten. Einzig eine Kleinigkeit änderten wir bei unserem abendlichen Ritual des ins Bett bringens – die nächtliche Basalspritze. Damian war jedoch so groggy, dass ihm mittlerweile alles egal war und er nur noch schlafen wollte. Entgegen unseren Befürchtungen klappte alles reibungslos und wir konnten uns hinsetzen und einen Plan für diese und die kommenden Nächte besprechen.

Unsere Definition von engmaschig ergab, dass wir beschlossen stündlich zu messen. Sollten die Werte die nächsten Nächte stabil sein, würden wir den Abstand zwischen den einzelnen Messungen nach und nach verlängern. Das angestrebte Ziel war, nur noch ein einziges Mal nachts zwischen null und ein Uhr zu messen. Diese eine Nachtmessung würde zwar immer bleiben, könnte jedoch einfach in den Ablauf unserer Abendgestaltung integriert werden.

Die Nacht verlief ruhig und gut. Wir wechselten uns mit dem Messen ab, so dass einer von uns, obgleich er ebenfalls vom Wecker geweckt wurde, eine weitere Stunde liegen und ruhen konnte, bevor dem anderen dieser Luxus zuteilwurde.

Christine R., 42 Jahre, Leipzig:

„Als mein Sohn (3 Jahre) und ich aus dem Krankenhaus entlassen wurden, habe ich noch wie im Spital gelernt, alle drei Stunden gemessen, auch nachts. Alleine bin ich dabei bald an meine körperlichen Grenzen gestoßen. Heute messe ich, wenn ich ins Bett gehe, so gegen 22:00 Uhr, und nachts nur, wenn mein Sohn oder ich munter werden. "

Rebecca M., 39 Jahre, Vaihingen Enz:

„Der Anfang war die Hölle. Am liebsten hätte ich jede halbe Stunde gemessen und meine Tochter (10 Jahre) nie aus den Augen gelassen, um zu versuchen, jegliche Veränderung zu deuten. Mein Mann (44) und ich haben uns beim Messen nachts abgewechselt, so dass jeder Schlaf bekommen hat ... Ich bin soooo froh, dass diese Zeit vorbei ist und wir heute (nach 6 Jahren) alles etwas gelassener sehen ... "

Stefan K., 29 Jahre, Berlin:

„Anfangs haben wir zum Teil sogar stündlich gemessen (Sohn, 2½ Jahre), dann alle zwei Stunden. Aber wir wurden sicherer, so dass das nur noch in Ausnahmefällen nötig ist. Ob sicher

oder unsicher, diese Krankheit ist nicht einfach zu beherrschen.“

3.
Kapitel

Ostern und andere Abenteuer

Wir waren erst kurz zu Hause und von einem wirklich sicheren Umgang mit dem Diabetes noch einige Schritte entfernt. Die letzten Tage hatten ergeben, dass wir nach Rücksprache mit der Ärztin aus dem Krankenhaus, die Zwischenmahlzeiten für Vormittag und Nachmittag mit in die BE-Berechnung von Frühstück, beziehungsweise Mittagessen einbeziehen sollten. Es ist einfach schlicht unmöglich, bei einem Kleinkind mit einem Mindestabstand von vier Stunden fünf Mahlzeiten abzugeben, wenn es sich bei allen Mahlzeiten um Kohlenhydrathaltige handelt. Nach der Uhrzeit zu essen war bis dato noch nie unsere Stärke, versucht man sich jedoch an den ursprünglichen Zeitschlüssel zu halten, stößt man schnell an die Grenzen dessen, was man einem fast dreijährigem Kind und sich selbst zumuten kann. Einen Tagesablauf zu organisieren, in dem man um sechs frühstückt, um zehn einen Zwischensnack nimmt, um dann um vierzehn Uhr Mittag zu essen, mag vielleicht noch vertretbar klingen. Ich gebe jedoch zu bedenken, dass das nicht nur an einem Tag, sondern an sieben Tagen die Woche gelten muss und um im Rhythmus zu bleiben auch bedeutet, dass die nächste Zwischenmahlzeit erst abends um sechs fällig wäre, während an ein Abendessen wiederum erst um zehn zu denken ist. Ich denke, jeder erkennt und versteht die Problematik, die sich daraus für einen jeden Betroffenen ergibt.

Der Hintergrund dieses Verfahren zu wählen war schlicht die Möglichkeit, individueller auf Damians Hunger und Esslust reagieren zu können. Ein Apfel als Zwischenmahlzeit am Vormittag oder vielleicht ein paar Gummibärchen nachmittags, nichts besonders - eigentlich. Aber halt nur, wenn man gesund ist. Eine tolle Idee, die in der Theorie vielleicht noch klappt, die Praxis belehrte alle jedoch eines Besseren. Langer Rede, kurzer Sinn, jetzt lief es anders. Wir kalkulierten jetzt also wie gelernt die Hauptmahlzeit und gaben dann zusätzlich bis zu 50 Prozent mehr als Zwischenmahlzeit ab. Mehr durfte es nicht sein, um die Gefahr einer Unterzuckerung in einem überschaubaren Rahmen zu halten.

Wir näherten uns mit gigantischen Schritten dem ersten Ostern mit DM. Wie jedes Jahr war geplant, den Ostersonntag bei den

Schwiegereltern zu begehen, während wir am Ostermontag zu meinen Eltern fuhren. Ändern wollten wir daran nichts. Warum auch? Unsere Eltern gaben uns telefonisch durch, was es zum Mittag geben würde und wir sagten an, um wie viel Uhr es dieses geben sollte. Dank eines tollen Buches, in dem wir fast jedes Lebensmittel finden konnten, konnten wir vorab schon die Kohlenhydrate für die einzelnen Produkte bestimmen. Je besser wir unsere Hausaufgaben machen würden, desto unbeschwerter würde für Damian das Ostern werden.

Während der Osterhase – wie bei vielen anderen Kindern auch – primär süße Naschereien verlor, sollte sich dieses bei uns jetzt ändern. Anstatt Schokoeier gab es ein Malbuch und Buntstifte, Pixie Bücher oder auch was Kleines zum Spielen. Der obligatorische Schokohase jedoch durfte trotz allem nicht fehlen. Es war und ist ja nicht so, dass Damian nicht mehr naschen durfte, es musste jetzt halt nur geplant werden.

Ostersonntag war gekommen und es war, wie für alle Eltern, eine Freude zu sehen, wie das Kind versuchte, dem Osterhasen und seinen Verstecken auf die Schliche zu kommen. Nachdem bei uns alles bis ins Kleinste und nur durch eine unter größtem Protest angetretene kurze Frühstückspause, zu der wir ihn um neun Uhr zwangen, abgesucht war, ging es auch bald zu Oma und Opa.

Ebenfalls stand hier das Geschenkesuchen erst mal an erster

Stelle. Es war das erste Mal, seit der Diagnose, dass die Oma ein Essen für uns gekocht hatte. Sie hatte alles genau notiert, so dass ein Errechnen der Kohlenhydrate und der daraus resultierenden Broteinheiten gut klappen konnte. Dennoch war unsere Oma etwas nervös, auch sie war noch unsicher und wollte natürlich wissen, ob alles so, wie sie es gemacht und notiert hatte richtig war.

Ihre Notizen waren super. Dennoch verursachten wir unseren ersten Super - Gau. Wir waren so darauf konzentriert, die Broteinheiten richtig zu berechnen, dass wir nicht merkten, wie wir zur Bestimmung der Insulinmenge einen falschen Faktor zu Grunde legten. Um es mal in Zahlen auszudrücken, wir berechneten viereinhalb BE für das Mittagessen und weitere zweieinhalb BE als Puffer für Naschereien. Es war schließlich Ostern und da wollten wir nicht ganz so streng sein müssen. Wir gaben ihm also für jede Broteinheit eine Insulineinheit ab, sprich insgesamt sieben Insulineinheiten. Dass er für jede BE nur eine halbe Insulineinheit hätte, bekommen dürfen, somit also nur dreieinhalb, registrierten wir in dem Moment nicht.

Die Quittung kam genau eine Stunde später. Vor dem Essen hatten wir einen Zuckerwert von 168 mg/dl. Ein guter Wert, da wir momentan immer einen Wert unter 180 mg/dl anpeilten. Eine Stunde später, nach dem Essen, betrug der Wert nur noch 41. Zum Glück war Damian da noch so gut drauf, dass er ohne

Probleme selber naschen konnte und wollte. Während er also ein Überraschungsei vernichtete, schauten wir auf die vor einer Stunde berechneten Werte und schlugen uns recht schnell mit der flachen Hand auf die Stirn. Was ein blöder Fehler!!! Ein Fehler, dem vor uns sicher auch schon einige erlegen sind und der zum Glück in unserem Fall folgenlos blieb. Eine kleine Unachtsamkeit unsererseits, die uns nicht noch einmal passieren würde. Auch wenn Damian sich freute, dass er an diesem Nachmittag so viel naschen durfte, wie noch nie in seinem Leben zuvor.

Abends hatten wir seine Werte wieder im Griff. Ihm war zwar schlecht von dem ganzen Marzipan, der Schokolade und dem Eis, um das er seine Oma und seinen Opa erleichtert hatte, aber er war glücklich. Kein Wunder eigentlich, da Schokolade ja bekanntlich Endorphine freisetzt.

Heike G., 38 Jahre, Hürth:

"Wir haben mal 200ml Milch berechnet und abgegeben, die mein Sohn (9 Jahre) geordert hatte. Seine Bestellung geriet jedoch umgehend in Vergessenheit - bei ihm, wie bei uns. Als Konsequenz hatten wir nach vielen sehr hohen Nächten, eine die minimal zu niedrig war. Ein bisschen Traubenzucker löste das Problem."

Birgit E. B., 47 Jahre, Merseburg:

"Ich hatte mal vergessen, dass es nun neuerdings zusätzlich so einen Quetschi mit Obst in der Kinder-Tüte eines Fastfood-Riesen gibt. Mein Kind hatte beim späteren Messen dann mal eben leider einen Blutzucker von 200. Aber so was passiert auch nur einmal."

Mama allein zu Haus ...

Während am Ostermontag alles glatt lief, da meine Mutter ebenso vorbildlich wie meine Schwiegermutter alles Notwendige notiert hatte, und wir diesmal genau auf die Faktoren achteten, graute es mir vor dem Dienstag. Es sollte der erste Tag werden, an dem ich mit Damian alleine war. Natürlich war klar, dass Sebastian früher oder später wieder arbeiten gehen musste. Auch war es wichtig, um wieder in die Normalität des Alltages zurückzufinden. Dennoch hatte ich eine ordentliche Portion Respekt davor, elf Stunden alleine zu meistern, ohne ein gemeinschaftliches Abstimmen und Kontrollieren.

Der Dienstag kam und ich war erstaunt, wie selbstsicher ich reagierte. Damians Werte waren gelinde gesagt eine Katastrophe. Erst viel zu hoch, dann viel zu niedrig. In der Zeit zwischen neun und zwanzig Uhr erlebte ich eine Berg - und Talfahrt an Zuckerwerten. Im Bereich von 390 mg/dl bis 30 mg/dl war nahezu alles dabei. Wir erinnern uns, ein gesunder Mensch hat in der Regel einen Zucker von 80 mg/dl – 120 mg/dl, wir peilten einen maximalen Höchstwert von 180 mg/dl an. Ergo waren alle Werte, die nicht in dem Bereich 80 mg/dl – 180 mg/dl lagen schlicht unerwünscht. Um die Wahrheit zu sagen, alle Blutwerte waren an diesem Dienstag außerhalb dieses Bereiches.

Ich hatte also die Wahl. In Panik verfallen oder versuchen, mit der Situation nach bestem Wissen und Gewissen umzugehen. Ich entschied mich für Letzteres. Den hohen Werten begegnete ich mit einem Spiel, bei dem ich Damian zu ordentlich Bewegung und Trinken zwang - dem Wassertest. Sie glauben gar nicht, wie viele Geschmäcker ein Kind meint zu erkennen, wenn man Wasser mit und ohne Eiswürfel in unterschiedlich farbigen Plastikbechern auf dem Tisch drapiert. Zudem wurde nach dem Trinken verlangt, dass das Kind erklärt, wie schnell es jetzt ist, ob der Purzelbaum besser oder schlechter gelingt und wie weit es aus dem Stand hüpfen kann. Spannung, Spaß, Aktion und fallende Zuckerwerte waren das Ergebnis.

Zum Mittag hatte ich ihn dann erfolgreich von einem Extrem in das andere getobt. Ein Zucker von 30 mg/dl ist außerordentlich niedrig. Bei sehr vielen würde er zu einem Kreislaufzusammenbruch, inklusive Ohnmacht führen. Damian war jedoch noch gut drauf. Das Mittagessen war fertig und mit Fischstäbchen, Kartoffeln und einer Banane zum Nachtisch würde er schnell wieder in einen besseren Bereich kommen. Ich plante bei meiner Berechnung noch eine Einheit Gummibärchen für den Nachmittag ein, da ich wusste, dass Damian sich darüber freuen würde.

Als der Nachmittag gekommen war und Damian seinen Zucker gemessen hatte, stellte sich wieder ein viel zu hoher Wert heraus. Genauer gesagt, lag der Zucker bei 225 mg/dl, einem Wert, bei dem ich ihm keine versprochenen Gummitierchen geben konnte, sollte und durfte.

Wieder ein Moment, in dem ich die Frustration meines Kindes auf mich zog. Warum war ich auch so blöd gewesen und hatte ihm beim Mittag erzählt, dass wir ja ein paar Gummibärchen für später mit einrechnen konnten. Dinge wie aufräumen, helfen, vorsichtig sein, so was überhören und vergessen Kinder schnell, aber wenn es um Leckereien geht, da haben doch alle ein Gedächtnis wie ein Elefant.

Dass Damian seinen Zucker mit mir runter tobte, konnte ich vergessen. Er war enttäuscht und strafte mich mit tieftraurigen Blicken und Missachtung, die ein Mama-Herz schlicht zum Verzweifeln bringen können. Egal was ich versuchte, er blockte alles ab. Gewisse Zeit später fragte er wieder, was er denn angestellt hätte, dass er so bestraft würde. Und wieder versuchte ich ihm, wie bisher jeden Tag, zu erklären, dass er selbst und wir nichts dafürkonnten. Dass Diabetes eine Art Laune der Natur sei, so wie man keinen Einfluss darauf hatte, ob man ein Junge, oder ein Mädchen ist, blond oder brünette.

Da die Werte sich den ganzen Nachmittag nicht bessern wollten, gab es auch später nichts Süßes. Bis zum Abendessen musste er warten. Da sollte er dann endlich seine Gummibärchen bekommen, die ich dabei dann erneut berechnen und abgeben konnte.

Während Damian mir dann endlich meine Grausamkeit des Nachmittags verzieh, rechnete ich alles vom Mittag noch mal nach. Einen Fehler fand ich jedoch nicht. Auch später am Abend, als ich Sebastian bat auch noch einmal zu berechnen, was ich hätte abgeben müssen, fanden wir den Fehler nicht.

Erst Wochen später erhielten wir eine Erklärung für diesen Tag. Es stellte sich durch Zufall heraus, dass Damian den Fruchtzucker der Banane nicht abbauen kann. Das von uns zu führende Tagebuch ließ uns ein Muster erkennen. Immer wenn er Banane gegessen hatte, stieg sein Zucker exorbitant an. Es war eine der erwähnten Feinheiten, die sich erst im Laufe der Zeit herauskristallisieren und für jeden Typ 1 Betroffenen unterschiedlich sein können. Es war also für uns ein Glück gewesen, dass wir neben den Zuckerwerten und den Broteinheiten auch genauestens notierten, was er zu sich genommen hatte. Wir hatten die Nahrung mit aufgeführt, um uns selber eine bessere Transparenz zu schaffen und somit ein Gefühl für die Lebensmittel und ihre individuelle Wirkung auf Damians Blutzucker zu erhalten.

Seit wir wissen, welche Wirkung Banane auf Damian hat, sind sämtliche Produkte die in irgendeiner Form dieses Obst enthalten oder enthalten könnten zu unserem persönlichem Lebensmittelfeind Nummer eins ernannt worden und schaffen es nicht mehr über unsere Türschwelle.

Dirk K., 42 Jahre, Göttingen:

"Ich habe am Anfang gelernt, dass Paprika so wenige Kohlenhydrate hat, dass ich sie beim Berechnen vernachlässigen kann. Die Praxis zeigte jedoch, dass ich insbesondere auf rote Paprika mit einem steigenden Blutzucker reagiere. Ich muss diese also jetzt immer berechnen, im Gegensatz zu vielen anderen Leidensgenossen. "

Probleme, Probleme, Probleme?

Die Osterferien neigten sich dem Ende zu, Damians Zuckerwerte pendelten sich langsam ein und auch wir hatten unseren Rhythmus neu gefunden. Alles wurde von Tag zu Tag selbstverständlicher. Nachts wurde es auch besser, so dass wir in der Zwischenzeit nur noch alle 2h messen mussten. Alles stand unter einem guten Stern, auch wenn wir noch immer weit davon entfernt waren, uns unser Leben nicht mehr von der Krankheit diktieren zu lassen.

Der nächste Schritt wollte und sollte gemacht werden.

Damian wollte wieder in den Kindergarten gehen. So beschlossen wir, dass wir die Einrichtung einfach mal besuchen würden, ohne ihm das Versprechen zu geben, dass er dort wieder hin könne.

Ich wollte diesen Besuch nutzen, um mit den Erziehern ein erstes Gespräch über die grundsätzliche Bereitschaft Damian wieder aufzunehmen, zu führen.

Sicher, ein öffentlicher Kindergarten darf rechtlich betrachtet ein Kind nur ablehnen, wenn es keine Kindergartenfähigkeit hat. Und die ist bei einem Diabetikerkind eigentlich immer gegeben. Kindergartenfähig heißt vereinfacht ausgedrückt, dass das Kind alle Impfungen hat und zudem keine extremen

Auffälligkeiten vorliegen. Dennoch heißt das noch lange nicht, dass die Erzieher auch Zuckermessen und Insulin abgeben, etc. Dazu sind sie nicht verpflichtet. Nach meinem momentanen Kenntnisstand können sie unter Umständen sogar das Beaufsichtigen ablehnen. Welchen Sinn es dann noch hat, ein Kind überhaupt in einen Kindergarten zu schicken, ist unter diesem Gesichtspunkt meines Erachtens eher fraglich. Ein Kind, insbesondere eines mit einer - und ich hasse es, es so zu nennen, auch wenn der Diabetes dazugehört - Behinderung braucht neben einem stabilen Umfeld meiner persönlichen Meinung nach Sozialkontakte mehr denn je. Sozialkontakte, die es auf Grund der Sache selbst schon schwerer findet. Die Tatsache, dass ein Erziehungsberechtigter oder eine Pflegekraft rund um die Uhr in der Nähe des Kindes ist, kann dieses noch weiter erschweren.

In einem persönlichen Gespräch wollte ich nun also rausfinden, wie die Vorstellungen des Kindergartens waren, um dann entsprechend zu handeln.

Die Freude war groß, bei den Erzieherinnen ebenso, wie bei Damian. Selbst die „Küchenfee" hatte Tränen der Freude in den Augen, als sie Damian sah.

Während der kleine Mann also mit den anderen Kindern spielte und ihnen - ob sie wollten oder nicht - erzählte, wie tapfer er war, konnten wir Erwachsenen reden. Alle waren sehr aufgeschlossen und ich beantwortete erste Fragen. Wir wurden uns sehr schnell einig. Sie wollten eine Schulung machen, und bis dahin würden wir Damian nach und nach wiedereingliedern. Ich versprach in meinem und in Sebastians Namen, dass immer einer von uns erreichbar sein würde, sollte etwas sein.

Selbstverständlich stellte ich ebenso im Namen von uns beiden klar, dass wir immer und zu jeder Zeit Fragen beantworten würden, und zeigte ein zuvor von uns organisiertes Buch für Kinder im Kindergartenalter, in dem genau erklärt wurde, was ein DiabeTiger ist, und wieso es ihn gibt. Es war alles viel zu schön, um wahr zu sein. Und nach knapp neunzig Minuten ging ich mit Damian und einem guten Gefühl nach Hause.

Schon am nächsten Tag ging es los. Ich brachte unseren süßen Süßen morgens um acht in den Kindergarten. Er war so aufgeregt, dass er nicht nur die Nacht kaum geschlafen hatte, sondern morgens um fünf zum ersten Mal an meinem Bett stand und mir erklärte, dass es Zeit wäre loszugehen. Bis es dann wirklich Zeit zum Aufbrechen war, kamen Sebastian und ich noch acht weitere Male zu diesem Vergnügen.

Im Kindergarten angekommen, stapfte er dann voller Stolz zu seiner Lieblingserzieherin, während ich noch kurz mit einer anderen Mutter sprach. Dort angekommen, mit seiner Kindergartentasche in der Hand, blickte er ihr Erwartungsvoll ins Gesicht. Sie war sichtlich irritiert und sagte nach kurzem

Zögern: "Guten Morgen Damian. Kann ich Dir helfen?" „Ja. Wo ist denn das Geheimversteck?" „Geheimversteck?" „Ja. Mama hat gesagt, dass ich Dir meine Sachen geben muss und Du packst die dann so weg, dass kein anderes Kind da dran kommt." Während er das sagte, beobachtet von den anderen schon anwesenden Kindern, öffnete er seinen Rucksack und legte wie zu Hause besprochen seine Pens, Tupfer, sein Messgerät, das DM-Tagebuch und seine Brotdose auf den Tisch vor der Erzieherin. Ich war so stolz auf meine Maus. Das hatte er ganz toll gemacht. Zugegeben, wir hatten ihm auch an die tausendmal gesagt, dass er das so machen sollte, inklusive einer Erklärung, dass sein Diabetikerequipment kein Spielzeug ist. Aber dennoch war ich begeistert, wie selbstsicher er gerade war und wusste, dass er den Diabetes wenn auch verhasst, als einen Teil von sich akzeptieren würde.

In der ersten Woche wollten wir zusehen, das Damian zwei Stunden im Kindergarten blieb und diesen Zeitrahmen dann langsam steigern. Das Ziel war, dass er wieder von 8:00 Uhr bis 13:00 Uhr die Einrichtung besuchen würde, und somit zumindest in dieser Hinsicht alles der Zeit vor dem DM angeglichen wurde.

Ich blieb die ersten Tage ebenfalls in der Einrichtung und versuchte mich nach und nach immer mehr im Hintergrund zu halten. Wir begannen damit, die Erzieher Schritt für Schritt an den DM bei Damian heranzuführen.

Zuerst machte ich alles und brachte ihnen lediglich bei, wie sie das Tagebuch führen mussten. In diesem Zuge erklärten wir ihnen auch noch mal das Berechnen der Insulinmenge. Zudem gab es mehrere Gespräche, in denen wir alle Fragen beantworteten, die erst nach der von den Erziehern besuchten Schulung aufgekommen waren. Es dauerte auch nicht lange, und die Erzieher konnten mit Hilfe eines von uns geschriebenen Infoblattes sicher die richtige Insulinmenge benennen. Im nächsten Schritt ging es dann an das Messen. Ein Kinderspiel, da sie eigentlich nichts weiter tun mussten, als Damian zum Händewaschen zu schicken und sich mit ihm an einen Tisch zu setzen und zuzusehen, wie er seinen Zucker misst. Im Messen war er ganz groß, was zugegeben auch daran lag, dass wir ihn zu Hause zwangen, seinen Zucker selber zu bestimmen. Wir saßen nur dabei, um im Notfall Hilfestellung zu geben. Zu gerne vergaß er nämlich zuerst den Messstreifen in das Gerät zu stecken, bevor er sich in den Finger piekste. Die Aufgabe des alleinigen Messens übernahmen wir nur nachts, oder wenn es schnell gehen musste, beziehungsweise sollte. Viele denken jetzt vielleicht, dass wir dem Kind schon recht viel abverlangt haben, und damit liegen sie sicher auch richtig. Dennoch mussten wir einen Weg finden, ihm klar zu machen, dass dieses Messen in seinem Leben einer hohen Priorität bedarf. Auf

Gedeih und Verderb dafür zu sorgen, dass ihm die Handlung der Blutzuckerbestimmung in Fleisch und Blut überging, würde zwar im Moment böse und hart erscheinen, aber auf Dauer eine Erleichterung bringen. Nur wer regelmäßig seinen Blutzucker kontrolliert, kann langfristig auch seine persönlich beste Einstellung finden, gegebenenfalls rechtzeitig korrigieren und somit die Wahrscheinlichkeit von Folgeschäden erheblich minimieren.

Sehr schnell waren die Erzieher versiert im Umgang mit dem Messgerät, welches wir ihnen zur Sicherheit erklärt hatten, sowie dem Berechnen der Insulinmenge und dem Führen des Tagebuchs. Der Tag war gekommen, an dem wir ihn das erste Mal alleine im Kindergarten lassen würden. Wir bemühten uns dafür zu sorgen, dass Damian unsere Anspannung nicht mitbekam.

Sebastian, der immer Damians Brotdose bereitete kontrollierte mehrfach, dass alle BE`s richtig auf dem Zettel standen, der von nun an immer mit zum Frühstück gepackt werden würde, während ich noch einmal über den zwei Seiten langen „Info-Notfall-Plan" den wir geschrieben hatten schaute. Dann ging es los. Sebastian brachte Damian in den Kindergarten. Dort angekommen gab er, wie er es sich angewöhnt hatte, erst mal alle Utensilien bei einer der Kindergärtnerinnen ab. Dann wurde Zucker gemessen, während die Erzieher die

Insulinmenge berechneten. Sebastian kontrollierte die Rechnung und spritzte Damian die entsprechende Insulinmenge, um danach wieder nach Hause zu kommen. Im Notfall würden sie anrufen, so hatten wir es besprochen. Wie gebannt starrten wir beide dann auf das Telefon in der Erwartung, dass es gleich klingeln würde. Aber nichts. Stille. Zur Sicherheit überprüfte ich, ob das Telefon heil war. Alles bestens. Es war verrückt. Oder besser wir waren verrückt - verrückt vor Sorge, ob denn auch alles klappen würde. Irgendwann musste Sebastian los zur Arbeit, und das Telefon hatte bis dato noch immer geschwiegen. Der Kindergarten hatte doch versprochen anzurufen, wenn etwas wäre, aber er rief nicht an. Anstatt sich darüber zu freuen, malten wir uns die verschiedensten Horrorszenarien aus, inklusive spannendster Erklärungen, warum der Kindergarten nicht anrief.

Aber wir wären nicht wir, wenn uns hierzu keine Lösung eingefallen wäre. Damians Matschhose lag noch hier und als fürsorglicher Papa würde er diese schnell vor der Arbeit vorbeibringen. Schließlich lag der Kindergarten ja quasi auf seinem Weg. Zugegeben, eine sehr subtile Art des Spionierens, aber sie erfüllte ihren Zweck.

Die Erkenntnis, die wir bekamen, war genauso kurz, wie schmerzlos. Damian ging es bestens und unsere Sorgen waren absolut unbegründet.

Im Kindergarten lief es immer runder, und nach einiger Zeit lernten die Erzieher sogar das Spritzen. Zuerst an einer Orange und ein paar Tage später gestattete Damian seiner Lieblingserzieherin, ihn zu spritzen, sofern Mama oder Papa dabei sein würden. Immer mehr kristallisierte sich heraus, dass er uns als seinen Sicherheitsanker in Bezug auf die Krankheit sah und brauchte. Diesen wollten wir natürlich gerne verkörpern, wenn es ihm dabei half, das ganze notwendige Übel nicht nur zu akzeptieren, sondern auch zu tolerieren. Nachdem wir Damian und der Erzieherin sagten, wie großartig sie das erste Spritzen gemeistert hatten, ließ sich der kleine Mann nun immer von ihr spritzen.

Oma vs. Pen

Nach unseren Erfolgen im Kindergarten wollten wir nun auch zusehen, dass die Großeltern das Spritzen lernten. In Bezug auf das Berechnen hatten sie schon geübt.

So kam also der Tag, an dem wir Damian den Wunsch erfüllen wollten, mal wieder bei seiner Oma, meiner Mutter, zu schlafen. Sie hatte schon einige Male zugesehen, wie das mit dem Spritzen geht und auch schon mal an einer Orange geübt. Erklärt hatten wir es ihr mehrfach, so dass sie sich die Sache zutraute. Natürlich mit der Gewissheit, dass wir immer erreichbar sein würden. Damian hatten wir zuvor eingeimpft, dass er ganz lieb sein und mit seiner Oma Geduld haben sollte. Noch zu präsent waren unsere Eindrücke und Erfahrungen an unser erstes Mal des Insulin injizieren.

Vor dem Abendessen rief sie uns an und rechnete uns zur Sicherheit alles noch mal vor. Nachdem der Wert von uns abgesegnet war, legte sie auf und bereitete den Pen vor. Damian setzte sich zu ihr auf die Couch und achtete darauf, dass sie alles richtig machte. Er lobte sie sogar und sprach ihr Mut zu. Dann war es so weit, alles war vorbereitet. Die Oma hielt die Bauchfalte und fragte, wie sie es so oft bei uns gesehen hatte: „Fertig?" Damian bejahte. Sie setzte an, um dann mit einem:

"Ich aber nicht." die Spritze wieder sinken zu lassen. Dann der nächste Versuch. Wieder hieß es: "Fertig?" „Ja, Oma." „Nee, ich immer noch nicht." So ging das noch ein paar Mal, in denen Damian ganz geduldig sitzen blieb. Nach dem fünften, oder sechsten Versuch zu spritzen fragte er nur ganz ruhig: „Oma? Wie lange willst Du meinen Bauch denn noch festhalten?" Ihr wurde schlagartig bewusst, dass sie die ganze Zeit eine Bauchfalte bei Damian gehalten hatte, und musste lachen. Sie überwand sich daraufhin endlich, dem süßen Süßen sein Insulin zu injizieren. Alles war gut und so hatte auch sie die erste Blockade überwunden und Damian geholfen ein Stückchen mehr aufzuwachsen wie ein ganz normales Kind, welches einfach Mal bei seiner Oma übernachten kann.

Fabiana Guilia P., 24 Jahre, Solingen:

„Da ich 11 war, konnte ich zwar schon immer alles allein machen, aber bis heute würde meine Mama sich nicht trauen mich zu spritzen. Wenn wir über Notfälle reden sagt sie zwar sie müsse es, hat aber riesen Angst und weint, wenn sie dran denken muss."

Sylvia B., 57 Jahre, Kriftel:

„Die Insulinabgabe ist nicht meins. Ich habe das zwar schon

gemacht aber mit sehr viel Angst und zitternden Händen. Der Vorgang macht mich sehr nervös und ich muss mich sehr zusammenreißen. Seit mein Enkel (7 Jahre) eine Pumpe hat, hab ich erst zweimal angekoppelt. Das erste Mal war aus der Not heraus, nachdem mein Enkel baden wollte und ich fälschlicherweise dachte, mein Mann (selber Diabetiker) könne ankoppeln, bzw. Katheter setzen. Also musste mein Enkel mir helfen und erklären, was zu tun sei. Ich wusste noch nicht einmal, dass es eine Einstechhilfe gibt. Es war für uns beide ein Alptraum. Mein Enkel registrierte natürlich meine Panik und fing an zu weinen. Doch dank seiner Erklärung haben wir es hinbekommen..."

4.
Kapitel

Umfeld des Grauens

Drei Monate waren nun schon seit der Diagnose vergangen. Es lief eigentlich gut, vielleicht einfach zu gut. Damian war ganz ordentlich eingestellt. Die Nächte waren stabil, so dass wir nur einmal gegen Mitternacht messen mussten. Der Diabetes schien langsam aber sicher in den Hintergrund zu rücken. Doch je besser wir damit klarkamen, desto mehr schien sich unser Umfeld gestört zu fühlen. Oder war es die ganze Zeit so gewesen, nur das wir zu konzentriert und beschäftigt gewesen waren, es vorher schon wahrzunehmen? Wir haben nie einen Hehl aus Damians Krankheit gemacht. Im Gegenteil, wir versuchten ihm beizubringen, dass er sich für nichts zu schämen braucht und offen damit umgehen soll. Eine Sichtweise, die wir auch heute noch vertreten. Doch in letzter Zeit häuften sich Vorwürfe, die man uns machte. Kommentare wie, wir wären selber daran schuld, dass unser Kind krank ist, schließlich haben wir ihm mit einem Jahr schon erlaubt Kekse mit Zucker zu essen, häuften sich zunehmend. Gerne wurde mir auch erklärt, dass man ja von der Freundin einer Freundin gehört hätte, dass diese in einer Zeitung gelesen hätte, dass der Verzehr von Gluten dazu beiträgt, dass man Diabetes bekommt. Ja, es gab noch einige mehr dieser intellektuellen Glanzleistungen. Jedoch wollten die Herrschaften, die diesen Unsinn von sich gaben nicht zuhören, um zu erfahren, wie es wirklich war und ist. In ihrem Weltbild gab es nicht nur keinerlei Unterschied zur Altersdiabetes, es war für sie schlicht unvorstellbar, dass DM auch in ihrem Körper oder dem ihrer Kinder schlummern könnte, und bisher nur einfach keine Möglichkeit gefunden hatte, auszubrechen.

Manche Menschen sind einfach unbelehrbar, und solange diese Kommentare nicht vor Damian fielen, war uns das irgendwann egal. Man stumpft ab, auch wenn es zu Beginn sehr verletzend ist.

Schwieriger wird es, wenn Wildfremde anfangen, derartig negative und unwissende Äußerungen im Beisein der Betroffenen zu äußern.

Mittlerweile war es Ende Mai. Es war sonnig, ein toller, sommerlicher Tag im Frühling. Schon am Vortag hatte ich das Mittagessen für heute so geplant, dass ich hoffte, genug Broteinheiten zur besonderen Verfügung zu haben, um mit

Damian nachmittags ein Eis essen gehen zu können. Sicher war das nie, da der Zucker eines Kindes schlicht unberechenbar bleibt.

Nach dem Mittag brachen wir also auf in die Stadt. Ein bisschen bummeln und dann, sollten die Zuckertrolle in Damians Körper uns wohl gesonnen sein, ein Eis.

Wie immer, wenn wir für uns etwas Nettes geplant hatten, kam es anders. Man gewöhnt sich ja an alles und so war ich nicht wirklich überrascht, als Damians Puffer, den ich beim Mittag gespritzt hatte doch kleiner war, als erwartet. Jetzt galt es also der Maus klarzumachen, dass sie zwar ein Eis haben durfte, jedoch nur eine Kugel, und diese im Becher und nicht in der Waffel. Während wir Erwachsenen meist eh den Becher präferieren, wenn auch nur um Flecken zu vermeiden, lieben Kindern diese pappige Waffel. So auch Damian. Ich stand also mit meinem Süßen vor der Eisdiele und erklärte ihm, warum er auf seine Waffel verzichten musste. Seine Begeisterung hielt sich in Grenzen, doch konnte ich ihn mit dem Kompromiss „Sahne, statt Waffel" bestechen. Zugegeben für ihn ein schwacher Trost, aber besser wie nix. Während ich mich freute, dass er das so klasse akzeptierte, drehte sich die Dame vor mir um und blaffte mich nicht nur an, was ich für eine Mutter sei, die ihrem Kind nicht mal eine Eiswaffel gönne, sondern drückte Damian zudem noch ein Bonbon in die Hand mit den Worten "Iss mein Junge." Zu mir gewandt schüttelte sie nur den Kopf und grummelte, während des Davonstapfens, Beleidigungen in ihren nicht vorhandenen Bart.

Es war das erste Mal, dass ich bewusst auf offener Straße so angegangen wurde und ich war schlicht perplex. Damian bekam sein Eis, im Becher, mit Sahne, ohne Waffel. Das Bonbon flog in den Müll und ich musste diese Aktion erst einmal verdauen.

Fadhila L., 49 Jahre, Luzern:

"Während einer Unterzuckerung wurde ich schon mal von einem Mitfahrer dumm angemacht, weil ich im Bus (Traubenzucker) esse."

Tanja S., 31 Jahre, Handewitt:

„Wenn wir den Zucker meines Sohnes (8 Jahre) in einem Laden gemessen haben, wurden wir schon öfter blöd angeschaut. War er unterzuckert und ich habe ihn gleich etwas essen lassen, obwohl es noch nicht bezahlt war, habe ich auch schon mal dumme Kommentare kassiert."

Ein anderes Mal, waren wir in einem rustikalen Lokal essen. Damian suchte sich etwas von der Karte aus, und während der Kellner Verständnis dafür hatte, dass wir nach einem zweiten leeren Teller fragten, um die Beilagen abzuwiegen, wurden wir von den Gästen des Nachbartisches irritiert angestarrt, als wir neben dem Messgerät auch eine Küchenwaage auf den Tisch packten. Wir haben uns nicht aus der Ruhe bringen lassen. Warum auch. Sicher, man sieht es eher selten, dass Gäste in einem Lokal eine Waage auf den Tisch stellen. Aber im Gegensatz zu manch üblen Tischmanieren anderer erschien es uns schon als das Normalste der Welt. Das Essen wurde gebracht und Damian maß seinen Zucker. Verwundert stellte ich fest, wie die Dame am Nebentisch den Kopf schüttelte. Nicht davon überzeugt, dass das eine Geste war, die wirklich uns galt, kümmerte ich mich weiter darum, Damians Essen abzuwiegen.

Sein Zucker war gut, und immer wenn das der Fall war, gönnten wir uns den Luxus, ihn erst essen zu lassen und dann zu spritzen. Luxus deswegen, weil wir zu dieser Zeit ein für kleine Kinder geeignetes Humaninsulin benutzten, welches erst mit einer Zeitverzögerung von gut dreißig bis vierzig Minuten wirkte. Alles, was Damian vor dem Spritzen zu sich nahm, steigerte seinen Blutzucker und setzte somit auch Energie frei. Energie, durch die Diabetiker – insbesondere Kinder – immer wieder gerne in die Kategorie der Hyperaktiven eingeordnet werden.

Viele Menschen fühlen sich in Lokalitäten von Kindern gestört, das ist zwar nicht schön, aber doch auch kein Geheimnis. Die Vorstellung, dass da ein vermeintlich hyperaktives Kind sein Unwesen treiben könnte, führt unweigerlich zu einer Kette von Reaktionen, die man sich an einem Ort wie einem Lokal, in dem man sich ja eher mal ein paar Minuten verwöhnen lassen will, nicht brauchen kann.

In Ruhe zu essen, ohne Diskussionen über Pflicht und Kür, ja eine solche Kleinigkeit, die für andere selbstverständlich ist, kann für Eltern eines DM - Kindes wie der Himmel auf Erden sein. So sollte es auch an diesem Tag werden. Wir wogen zwar alles ab und notierten wie gewohnt die BE`s, konnten Damian jedoch ohne Probleme und absolut entspannt auch noch einen Nachschlag erlauben.

Lebensqualität vom Feinsten für den kleinen Mann, welcher so sauber gegessen hatte, dass das Tischtuch noch nicht einmal die Spur eines Fleckens zeigte. Nach dem Essen ermittelten wir schnell den zu spritzenden Wert, drehten die Nadel auf den Pen und spritzten wie gewohnt das Insulin in die Bauchfalte. Ein entzückendes, tapferes Kind, welches diese Prozedur nahezu schweigend über sich ergehen ließ, zudem gab es nicht einen Tropfen Blut oder sonst etwas Widerliches zu sehen. Und was machte die Dame vom Nachbartisch? Sie zeigte mit dem Finger auf Damian und schrie durch das Lokal, wie eklig „Es" doch sei. Sehr lautstark erklärte sie ihrer Begleitung nicht nur, dass es doch absolut nicht zumutbar wäre, dass man beim Verabreichen der Medizin zuschauen müsste, sondern auch, dass unser Kind auf Grund dessen, lieber nicht hätte geboren werden sollen. Heute, mit Abstand betrachtet hätte ich anders reagieren und die Dame in ihre Schranken weisen sollen. Damals war ich nur froh, dass Sebastian schnell bezahlte und wir gehen konnten. Ich wollte dieser Person unter keinen Umständen zeigen, wie sehr sie uns verletzt hatte. Den Rest des Tages verbrachten wir übrigens dank dieser Aktion damit, unserer Maus immer und immer wieder zu erklären, dass er in keinster Weise eklig war, erst recht kein „Es" und auf dieser Welt mehr wie erwünscht.

Jessica G., 33 Jahre, Hermeskeil:

„Wir waren mal auf einem Geburtstag und meine Tochter (13 Jahre) wollte ein Stück Kuchen essen. Haben es dann berechnet und gespritzt, so dass es passt. Kaum vertilgt wollte sie noch eines. Ich erklärte ihr, dass sie sich mit diesem einem Stück zufrieden geben sollte. Die Kommentare der anderen Gäste dazu waren „Gib dem armen Kind Kuchen es hat Hunger" und „Du hast nur Angst, dass sie zunimmt!"

Janna M., 19 Jahre, Pappenburg:

„Ich wurde ernsthaft auf Grund meines Diabetes als eklig und widerwärtig beschimpft."

Verena P., 30 Jahre, Schladen:

„Drogenjunki, Alkoholikerin, Schmarotzerin...sowas habe ich in meiner Zuckerlaufbahn zu Hauf gehört...ja oder man hat mich sogar schon eines Festivals, Lokales und auch Biergartens verwiesen mit der Begründung, das ich mein "Besteck" mitführe."

Pflicht und Kür

Wer sich fragt, was ich in der letzten Erzählung mit der Aussage „Pflicht und Kür" meinte, dem sei gesagt, dass mit dem Diabetes auch eine ganz neue Währung bei uns eingezogen ist. Wir nannten und nennen sie liebevoll – die Lebensmittelwährung.

Für einen Diabetiker gehört ein gewisser Grad an Lebensmittelkunde zum Leben dazu. Während ein Erwachsener jedoch meistens recht gut einschätzen kann, was in Bezug auf sein Essverhalten Appetit ist und was wirklicher Hunger, heißt es mit Recht gegenüber Kindern gerne, dass da die Augen größer waren als der Magen. Kinder können nicht schätzen und nur schwer zwischen Appetit und Hunger differenzieren. Zudem ändern sich die Geschmäcker von Kindern ständig, was es nicht nur schwer, sondern ehrlich gesagt oft nahezu unmöglich macht vorherzusehen, was sie wirklich essen. Eine Einschätzung, die aber zum Berechnen der richtigen Insulinmenge schlicht unverzichtbar ist. Insbesondere, wenn man bei der Diabetestherapie mit einem humanen Insulin arbeitet. Als Erinnerung, dieses Insulin bedarf einem Spritzabstand von vier Stunden. Ein Nachspritzen war also nicht empfohlen, um nicht zu sagen sogar unerwünscht.

Während Betroffene, die schon länger mit der Krankheit zu tun haben in diesem Punkt oft entspannter sind, und sich innerhalb einer bestimmten Spanne gegebenenfalls doch noch eine Dosis nachsetzten, waren wir noch lange nicht so weit. Sicher, wir waren durchaus schon routinierter, aber noch lange nicht wirklich entspannt. Um sowohl Damian als auch uns Stress zu vermeiden, entwickelten wir mit unserem Kind das System der Lebensmittelwährung. Wir bestimmten immer mit ihm zusammen, wie groß seine Portion sein sollte. Nur so konnte er lernen, seinen Hunger einzuschätzen. Gab es zum Beispiel einen Klassiker, wie Schnitzel, mit Erbsen und Kartoffeln und er stellte fest, dass er doch nicht alles schaffen würde, bestimmten wir zuerst zusammen den Pflicht - und den Kür - Teil. Pflicht war alles auf dem Teller, für das wir Broteinheiten berechnet hatten, wie in unserem Beispiel Erbsen und Kartoffeln. Kür waren die Sachen, die er ohne Berechnung essen konnte – in diesem Fall das Fleisch. So lernte er nicht nur schnell und kindgerecht, was er ohne Berechnung essen durfte, er gewöhnte sich zudem an, dass er bei einem abgegebenen Essen die Sachen mit Berechnung, denen ohne vorzog. Kam es dann doch vor, dass er seine Portion nicht schaffte, konnte er sein Essen gegen anderes tauschen. Um beim Beispiel zu bleiben, konnte er also, wenn er mehr Lust auf Erbsen hatte einen Teil seiner Kartoffeln in Erbsen tauschen. Oder auch anders herum. Typisch Kind versuchte er regelmäßig die Beilagen gegen Naschsachen zu tauschen. Auch das ließen wir in einem gewissen Anteil immer zu. So war eigentlich schon regelmäßig eine halbe Broteinheit zu viel auf dem Teller, wenn auch oft von uns entsprechend bewusst gesteuert, die er gegen einen Nachtisch eintauschen konnte. Um mal ein Mengengefühl zu schaffen, eine halbe BE entspricht der Menge von zwei Schokobons oder der eines halben kleinen Apfels. Durch dieses von uns entwickelte System wurde Damian zwar auch zum Essen gezwungen, jedoch auf eine Art und Weise, die ihm nicht bewusst war. Er behielt Spaß an der Nahrung und setzte sich gerne mit ihr und ihren Kohlenhydraten auseinander.

Ein Unglück kommt selten alleine ...

Leider lief es auch im Kindergarten nicht mehr so rund, wie anfangs. Eine Änderung der hierarchischen Strukturen änderte seltsamerweise auch den Umgang mit den Kindern. Es war ein eingruppiger und demzufolge kleiner Kindergarten, der bisher immer durch sein familiäres Ambiente punkten konnte. Zudem bestach er mit dem Luxus, dass drei Erzieher sich um knapp zwölf Kinder kümmerten. Wenn es hier nicht möglich wäre, individuell auf die Kinder einzugehen, so frage ich mich ernsthaft, wie es andere Einrichtungen schaffen, deren Beschäftigungsschlüssel nicht so grandios aussieht.

Eines Tages sprach mich die Leiterin der Kindertagesstätte an und fragte, ob wir nicht versuchen könnten eine Integrationskraft für Damian zu bekommen. Ich hatte noch nie davon gehört, dass so etwas für ein DM Kind möglich ist und versprach, die Sache mit meinem Mann zu besprechen. Eine Integrationskraft kümmert sich nicht um Belange der Pflege, sondern wie der Name schon sagt um die Integration und ist somit mehr wie ein persönlicher Assistent zu sehen. Da Damians Diabetes, wie sich später zeigte, während eines Entwicklungsschubes ausgebrochen war, und er somit leichte feinmotorische Defizite aufzeigte, fanden wir die Idee gar nicht schlecht. Der Kindergarten erklärte uns, dass sie sich so beim Messen und Spritzen mehr Zeit für Damian nehmen könnten, ohne die anderen Kinder zu vernachlässigen. Auch könnte die I-Kraft durch Basteleien am oben beschriebenen motorischen Defizit arbeiten und damit dazu beitragen, dass er in diesem Punkt schnell wieder aufschließen würde. Für uns klang das alles plausibel und so stimmten wir zu und erkundigten uns, was gemacht werden müsse, um eine Umsetzung zu realisieren. Es stellte sich heraus, dass es wirklich nicht so einfach ist, diese Kraft bewilligt zu bekommen. Ein wahrer Spießrutenlauf von einem Amtszimmer zum anderen begann. Eine Integrationskraft wird nämlich nicht von der Krankenkasse, sondern vom Sozialamt bewilligt, oder auch nicht. Sicher kennen alle die Aussage, die man gerne in Verbindung mit Banken und Krediten gebraucht: "Beweisen Sie uns, dass sie kein Geld brauchen, und wir geben es Ihnen." Und genauso schien uns die Beantragung einer I-Kraft abzulaufen. Letztendlich haben wir sie aber nach vielem Hin und Her für ein Jahr und zwanzig Stunden die Woche bewilligt bekommen.

Der Kindergarten war begeistert und eigentlich hätten wir stutzig werden sollen, dass sie sofort eine Kraft im Auge hatten, die nächsten Monat anfangen sollte. Doch wir wurden nicht stutzig. Wir freuten uns, etwas offensichtlich so Gutes für unser Kind erreicht zu haben, dass wir viele Fragen, die wir uns hätten stellen sollen, erst viel später stellten.

Der nächste Monat kam und nach den ersten Wochen wurde sehr schnell deutlich, dass nichts von den Versprechungen umgesetzt wurde. Damian wurde nicht nur immer mehr gehetzt, wenn es um das Thema Händewaschen und messen ging, auch sonst waren die Erzieherinnen immer unachtsamer. Die für uns bewilligte Integrationskraft beschäftigte sich gar nicht mit unserem Sohn und auch eine Förderung seiner motorischen Schwäche blieb aus. Viel mehr noch wurde er immer verunsicherter und zunehmend alleine gelassen. Wollte er malen, kleben, basteln oder schneiden hieß es nur zu gerne, dass er das nicht machen solle, weil er es doch sowieso nicht könne. Der Unmut des Kindes wuchs und unserer stieg nahezu ins Unermessliche. Wir fühlten uns diskreditiert und suchten mehrfach das Gespräch. Unsere Forderung war klar definiert. Damian sollte ernst genommen werden und die Integrationskraft sollte ihren Job wie ursprünglich besprochen erfüllen. Wir verlangten, dass von den genehmigten und von Amt bezahlten zwanzig Stunden pro Woche, eine halbe Stunde jede Woche zur einzelnen, individuellen Förderung Damians abfallen sollte.

Innerhalb eines dieser Gespräche stellte sich heraus, dass im Grunde nur ein Weg gesucht wurde, die befreundete Erzieherin nach ihrem Pausieren wieder in die Kita zu bekommen. Doch gab es außer als I-Kraft keine Bewilligung für eine weitere Einstellung. Verständlich, wenn in einem Kindergarten auf je fünf Kinder ein Erzieher kommt. Wir hatten somit unwissend mehr oder weniger nur als Mittel zum Zweck gedient. Alleine dieser Umstand brachte uns schon auf die Palme. Somit beschlossen wir, einen Nachweis über die integrativen Tätigkeiten zu verlangen. Erst nachdem wir damit drohten, diese Vorgehensweise beim Amt anzuzeigen, wurde Besserung gelobt und ein monatliches Protokoll zugesagt. Noch immer verärgert gingen wir nach Hause, und auch wenn wir es nicht wirklich glaubten, so hofften wir doch inständig auf eine Besserung der Einrichtung. Zur Sicherheit erkundigten wir uns über unsere Rechte und Pflichten und bekamen versichert, dass wir eigentlich viel mehr fordern konnten, als wir taten.

Leider wurde es nicht besser, sondern schlimmer. Neben der Tatsache, dass Damian sich immer unwohler fühlte und nur noch in den Kindergarten wollte, um seine Freunde zu sehen, spürten auch wir, dass das Vertrauensverhältnis das wir gegenüber der Einrichtung hatten, mittlerweile doch sehr gestört war. Egal was passierte, für die Erzieherinnen stand fest, das Damian daran Schuld hatte. Ich wurde beim Abholen selber Zeuge, wie ein Mädchen ein Glas fallen ließ und die Erzieherin Damian dafür verantwortlich machte. Obwohl dieser zu diesem Zeitpunkt am anderen Ende des Raumes mit etwas ganz anderem beschäftigt gewesen war und schlicht nichts Verwerfliches getan hatte. Da zudem das versprochene Protokoll auf sich warten ließ, bat ich um einen weiteren dringenden Besprechungstermin. Vor den anderen Kindern wollte ich die Erzieherin dann doch nicht um eine Erklärung bitten, geschweige denn, ihr meine Meinung zu dem eben Gesehenem mitteilen.

Ich bekam den Termin mit dem Hinweis, dass neben der Leiterin und den anderen Erzieherinnen auch die hiesige Pfarrerin zugegen sein würde. Wirklich verwundert hatte mich das nicht, da es sich ja um eine kirchliche Einrichtung handelte. Sebastian war leider beruflich eingebunden und konnte von daher so kurzfristig nicht mit am Gespräch teilnehmen. Um ein bisschen Unterstützung zu haben, nahm ich deswegen den Elternbeirat der Einrichtung mit. Die Stimmung war sichtlich angespannt und es schien mir, dass den Erzieherinnen sehr wohl klar war, dass sie sich auf dünnem Eis bewegten. Man erklärte mir, dass man unsere Forderungen schlicht für überzogen hielt. Innerhalb der zwanzig zusätzlichen I-Kraft Stunden pro Woche wären dreißig Minuten für eine individuelle Einzelförderung unseres Kindes unmöglich einzurichten. Das „Warum" konnte man mir jedoch nicht erklären. Fadenscheinig hieß es, dass Damians Diabetes einen extremen Mehraufwand bedeutete. Einen Mehraufwand, der in diesem Zeitrahmen nicht zu bewältigen sei. Nicht nur ich, auch meine Unterstützung war sichtlich irritiert. So kam ich nicht umhin nachzufragen, wie denn dieser Mehraufwand auf Grund Damians Diabetes aussehen würde, der sage und schreibe zwanzig Stunden die Woche überschreitet. Vor allem, da das Kind an sich im Gesamten kaum länger als diese Zeit in der Einrichtung verweilte. Die Antwort kam prompt und schlug hart und unbarmherzig zu. Man erklärte mir allen Ernstes, dass ich froh sein sollte, dass so ein „minderwertiges" Kind wie Damian überhaupt diese Einrichtung besuchen dürfte. Schließlich sei er jetzt ja krank und stünde mit den anderen Kindern nicht mehr auf derselben Ebene. Den Mehraufwand detailliert zu begründen sei folglich überflüssig.

Ungläubig starrte ich einen Moment in die Runde und fasste mich wieder. Dann stand ich zusammen mit dem ebenso entsetzten Elternbeirat auf, sammelte alle vorhandenen Sachen von Damian ein und erklärte so ruhig es mir möglich war, dass die Kündigung dem Kindergarten noch am selben Tag zugehen würde.

Tanja S., 31 Jahre, Handewitt:

„Mein Sohn war mit drei Jahren in einem evangelischen Kindergarten. Ich war damals hochschwanger und musste die

ganze Zeit dabei bleiben. Er durfte Geburtstage nicht mitfeiern, usw. Irgendwann hieß es, er darf nicht mehr kommen ..."

Simone B., 39 Jahre, Forchheim/Oberfranken:

"Schon vor dem Diabetes war meine Tochter in diesem Kindergarten. Ja, ich selbst war bereits als Kind in dieser Einrichtung und ich erinnere mich gerne an diese Zeit zurück.

Doch seit bei unserer Tochter mit 3 1/2 Jahren die Krankheit ausgebrochen ist, war unser Leben ein einziger Kampf. Der Diabetes meiner Tochter gilt als schlecht einstellbar, da sie extrem auf Umwelteinflüsse reagiert.

Unsere Tochter hat Gott sei Dank eine Insulinpumpe, welche mittels einer Fernbedienung bedient wird, so dass man noch aus 3 Metern Entfernung Insulin abgeben kann.

Wir waren sehr dankbar, dass der Kindergarten sich bereit erklärte, diese Insulinabgabe zu tätigen und die Erzieherin den Umgang sowie das Zuckermessen sehr schnell lernte. Leider führte die schwere Einstellbarkeit der DM bald zur Unzufriedenheit seitens der Erzieherin. Diese hatte den Diabetes als ein leicht zähmbares Tier behandelt und unterschätzt. Man muss auf jeden Wert reagieren. Insulin bei zu hohen (die Menge berechnet die Pumpe Gott sei Dank selbst) und Traubenzucker oder Ähnliches bei zu niedrigen Werten.

Die Zuckerschwankungen als Reaktion auf Stress und

Ähnliches wurden leider im Kindergarten nicht als solche anerkannt. Ein anderes Kind der Institution, das kurz nach unserer "Einschulung" erkrankte, hatte diese Probleme nämlich nicht. Ein Segen für deren Eltern, doch bei uns hat es dazu geführt, dass man uns jetzt Ernährungsratschläge gab, uns erklärte, dass wir das falsche Insulin benutzten und unterm Strich ja etwas falsch machen müssten, wenn es bei dem anderen Kind doch so prima lief.

Sehr frustrierend, wenn man seit 2 Jahren jedes Essen abwiegt, berechnet, wöchentlich Gespräche mit dem Arzt führt, ständig neue Therapiepläne bekommt und dann von einer Erzieherin erklärt wird, dass das Kind ihrer Meinung nach keinen Kuchen bei Geburtstagsessen bekommen muss.

Wir Eltern wollten, dass unsere Tochter bei Geburtstagen einfach mitessen darf, denn bei uns bringen die Eltern des Geburtstagskindes immer etwas mit. Ich erklärte, ich könne doch ein Stück zuteilen und berechnen. Nein, wie ein dummes Schulkind musste ich nach Hause fahren, um ihr Vollkornbrot zu holen.

Kurz darauf musste ich eine Vereinbarung unterschreiben, dass sie nur noch ihr Essen von Zuhause bekommt. Natürlich habe ich unterschrieben, denn ich wollte nicht schon zu Beginn Unfrieden reinbringen. Insgeheim hatte ich gehofft, wenn die Erzieherin ein bisschen Gespür für die Erkrankung und ein wenig mehr Information von mir erhalten würde, sich dieses Problem von selbst erledigen. Leider tat es das nicht.

Die täglich wechselnden Werte, die ja so von dem stabilen Kind abwichen, führten bei ihr scheinbar zu massiven Ängsten. Ich sagte ihr, sie solle mit unserem Diabetologen darüber sprechen, denn der konnte uns bei Diagnosestellung schließlich fürs ganze Leben fit machen. Und bei der Dame wäre ja nur ein Teil des Wissens nötig gewesen, das wir haben mussten.

Die Dinge spitzten sich weiter zu und ich überspannte dann bei einer Party den Bogen, als ich einfach bestimmte, dass unser Kind, wie alle anderen auch Knabberware bekommt. Unsere Erzieherin hat mich sehr oft wissen lassen, dass SIE findet, dass unsere Tochter lernen muss zu verzichten, so wie Allergiker teils auch. Sie hat scheinbar nie verstanden, dass Diabetes heutzutage nicht mehr VERZICHT bedeutet.

Um diesen Zuckerschwankungen weiter auf den Grund zu gehen, baten wir um eine 2. Blutzuckermessung, bevor die Kinder in den Garten gingen. Eine Forderung, nach der dann komplett Schluss war mit dem einstigen guten Willen.

Das passt alles nicht in den Rahmen, das kann die Institution nicht leisten. Der Vorgang des Zuckermessens dauert bei einer geübten Person, und das ist diese Erzieherin nach mittlerweile einem Jahr Training, etwa 1-2 Minuten, weitere 30 Sekunden für eine Insulinabgabe oder um Apfelsaft aus der Tasche meiner Tochter zu nehmen.

Enttäuschend, dass diese Zeit nicht da sein soll, um einem kleinen Mädchen, das nicht „anders" sein will, ein Gefühl von Normalität zu geben.

Zeit, die da ist für die Wickelkinder, für Kinder, die kein Wort Deutsch sprechen ... Aber nicht für unser Kind. 4 Stunden Betreuung, mehr hatten wir uns für unsere Kleine nicht gewünscht.

An Ausflügen teilnehmen, Geburtstagskuchen essen, alles machbare Dinge. Dinge, die wir bereit waren mitzutragen. Wir hatten angeboten, die Gruppe auf Ausflüge zu begleiten, um die Erzieherinnen zu entlasten. Die Antwort? Das geht nicht, denn es ist schließlich MEIN Wunsch, dass das Mädchen normal aufwächst, und die anderen Kinder hätten ja auch ihre Mütter nicht dabei. Außerdem würden nachher vielleicht alle anderen Mütter auch ein Recht auf Begleitung einfordern.

Die Notwendigkeit einer Begleitung für unsere Tochter hätte man gegeben falls erklären können, aber dazu muss man halt auch bereit sein.

Ich bot an, mich wegen einer Integrationshilfe zu informieren. Doch auch das fand man keine gute Idee, denn wie solle das Kind es denn finden, wenn da jemand nur für sie abgestellt wäre. Erst zuhause fiel mir dazu die richtige Antwort ein: Weshalb solle unsere Tochter diese Dame als etwas anderes als eine neue Erzieherin wahrnehmen?

Das Ende vom Lied ist, unser Kindergartenplatz wurde gekündigt und unsere Kleine muss nun in einen integrativen Kindergarten gehen, womit ich persönlich aus vielerlei Gründen nicht wirklich einverstanden bin.

Zum einen bin ich selbst schwerbehindert und weiß, wie schnell man sich abgestempelt fühlt.

Zum anderen verliert sie ihren Freundeskreis. Sie verliert vielleicht den Glauben daran, "normal" sein zu können. Vielleicht wird sie sich fragen, warum darf ich nicht bei meiner alten Erzieherin bleiben? Und nach diesem letzten Kindergartenjahr wird sie wieder ihre Freunde verlieren, denn die Schule, in die sie hoffentlich (wenn es denn dort nicht wieder dieselben Probleme geben wird) gehen darf, wird eine andere sein als die, in die die Kinder aus dem neuen Kindergarten gehen.

Wir sind auf Grund des, meiner eigenen Behinderung geschuldeten, eingeschränkten Aktionsradius auf diesen Kindergartenplatz angewiesen. Zuletzt wäre da mein soziales Netzwerk, das ich mir in dem alten Kindergarten aufbauen konnte. Mütter nahmen mein Kind mit zum Kindergarten, wenn es geschneit hatte, oder ich krank war. Das alles fällt für mich weg. Auch ich muss, wie mein Kind, von vorne anfangen. Wegen diesem einen letzten Vorschuljahr. Für mich als

Rollstuhlfahrerin keine unüberwindbare, aber dennoch nicht gerade einfache Hürde.

Ohne, dass auch nur einmal eine Bewusstlosigkeit oder Ähnliches passiert ist.

Ohne, dass die Erzieherin auch nur einmal einen Fehler begangen hätte. "

Tanja C., 36 Jahre, Flensburg:

„Am Anfang der Kindergartenzeit gab es kein Problem da unser Sohn mit ihn die Gruppe kam, in der die große Schwester war. Sie wusste gut Bescheid, was beachtet werden musste, obwohl er mit seinen drei Jahren schon viel alleine konnte. Diabetes Typ 1 hat er schon seit er zwei Jahre alt ist. Zudem war eine der Erzieherinnen selber auch Diabetikerin und wusste dann was zu tun war. Auf Grund einer anderen Krankheit musste sie leider aufhören zu arbeiten und der Ärger fing an. Nachdem wir unser Kind zur Kita gebracht hatten, kam circa eine halbe Stunde später der Anruf ihm ginge es nicht gut, mit der Bitte um Abholung. Meinem Kind ging es jedoch bestens. Das habe ich ein paar Mal mitgemacht und dann war mir es zu blöd und wir haben den Platz dort gekündigt. Einen anderen Kindergartenplatz für ihn haben wir durch den Diabetologen bekommen und dort ging alles gut und unser Sohn hatte eine tolle Kita Zeit ... "

5.
Kapitel

Wenn einer eine Reise tut ...

Der Sommer war da und wir alle hatten uns einen Urlaub mehr als verdient. Viel war in den letzten Monaten geschehen, und hatte nicht nur an unseren Kräften, sondern auch an Damians gezehrt. Es dauerte nicht lange, und wir beschlossen mit den Schwiegereltern in den Urlaub zu fahren. Unser Ziel war Italien, genauer gesagt, der Gardasee. Großer Vorteil, wir konnten mit dem PKW fahren und mussten uns nicht mit Flughafenbestimmungen auseinandersetzen. Doch ob Flugreise oder nicht, es galt vieles zu beachten und vorzubereiten. Während man seine Badehose, die man zu Hause vergessen hat schlicht durch eine neue vom Urlaubsort ersetzen kann, funktioniert das bei medizinischem Equipment eher schlecht. Zudem in einem anderen Land, dessen Sprache man nicht beherrscht. Es galt somit genau zu ermitteln, wie viele Messstreifen, Nadeln für die Pens, Insulin, ja selbst Batterien für das Messgerät und sonstiges wir brauchten, und alles in der entsprechenden Menge plus einen zusätzlichen Puffer zusammenzupacken. Das Insulin durfte nicht zu warm werden, da es sich bei Insulin um eine Eiweißverbindung handelt, die ab einer gewissen Temperatur schlicht wirkungslos wird. Zu kalt durfte es aber auch nicht werden. Für die Fahrt musste der Proviant so gepackt werden, dass er am besten schon zu Hause in Broteinheiten gestückelt wurde. Kleinigkeiten die ohne Berechnung gegessen werden durften, wie Würstchen, Käse und Gurken, schnell wirkende Kohlenhydrate wie Traubenzucker oder Baguette, langsam wirkende Kohlenhydrate wie Schokolade und Vollkornkekse. Alles musste seinen Weg in die Kühltasche finden. In einer Position, in der das Insulin und das GlucaGen Hypokit – notwendig bei einer Unterzuckerungsohnmacht - gekühlt wurden, aber dennoch genug Abstand zu den Kühlakkus hatten um keinen Schaden zu nehmen. Wer glaubt Kofferpacken sei ein schwieriges Unterfangen, der könnte hier auf eine neue und noch nie wahrgenommene Herausforderung stoßen. Während ein Teil der gesamten Diabetikerausrüstung in den Koffer konnte, musste ein gewisser Teil leicht zugänglich im Auto seinen Platz finden.

Dann die Frage aller Fragen, wann sollten wir am besten losfahren. Wir überlegten weniger, wie es für uns am angenehmsten wäre, sondern versuchten wie immer herauszufinden, was für Damian am besten und angenehmsten wäre. Nach einigem Hin und Her kamen wir zu dem Schluss, dass wir nachts losfahren wollten. Zwischen Mitternacht und ein Uhr war immer das letzte Mal, dass wir den Zuckerwert bestimmten. War der Wert gut und das Kind ansonsten gesund, hatten wir mittlerweile eine Messpause bis morgens zwischen sechs und sieben Uhr. Wir beschlossen, diese Pause zu nutzen und planten eine Abfahrt gegen drei Uhr nachts. So konnten wir drei bis vier Stunden ohne Messpause durchfahren, in denen Damian schlief, so dass ihm die Fahrt zusätzlich vielleicht nicht ganz so lang erschien. Wir rechneten mit circa zehn Stunden, bis wir an unserem Feriendomizil ankommen würden. Sehr optimistisch, wie sich später zeigte. Am frühen Abend packte Sebastian den Wagen. Ich weiß nicht, ob es an uns lag und noch immer liegt oder ob es einfach immer so ist, aber in unserem Kombi wurde nahezu jedes Fleckchen, für irgendetwas das Mitkommen musste, verplant. Alles war perfekt berechnet, und vorbereitet, so dass wir in der Nacht nur noch die Kühltasche schnappen mussten und losfahren. In unserer Theorie schlief Damian im Auto einfach weiter, während er in der Praxis erstmal nichts dergleichen tat. Er war überwältigt von all den tollen Lichtern, die überall leuchteten. Begeistert wies er uns auf irgendeine grandiose Kleinigkeit auf der rechten Seite des

Wagens hin und dann wieder auf eine andere auf der linken Seite. So ging das knappe zwei Stunden und auch wenn es wirklich niedlich wahr und die Frage nach dem „Wann sind wir da?" zu ersetzen schien, war es doch auch etwas anstrengend seine Begeisterung für Straßenlaternen zu teilen. Gegen fünf in der Früh wurde es dann still auf der Rückbank, da der kleine Kerl mitten im Satz trotz oder wegen der überwältigenden Eindrücke eingeschlafen war. Im ersten Moment überlegten wir, ob wir anhalten und den Blutzucker bestimmen sollten. Auch wenn wir uns eigentlich gegenseitig zustimmten, dass das absoluter Blödsinn wäre, da er sicher nur Müde war und infolgedessen schlief, hielten wir es um sechs nicht mehr aus und steuerten einen Rastplatz an. Damian schlummerte tief und fest und merkte gar nicht, dass er gemessen wurde. Wenn er schlief, merkte er es schon seit langer Zeit – sofern man jetzt schon von einer solchen sprechen kann - nicht mehr, wenn er währenddessen gemessen wurde. Der Zucker war absolut in Ordnung, und so fuhren wir schnell weiter. Dreißig Minuten später war die Maus wieder wach und hatte Hunger. Also hielten wir am nächsten Rastplatz mit Raststätte, gönnten uns einen Kaffee und machten uns über einen Teil unseres Proviants her. Nach einer halben Stunde waren wir wieder auf der Strecke und näherten uns weiter unserem Ziel. Da wir keine Erfahrung hatten, wie es sich mit Damians Zucker verhielt, wenn er so lange zum Sitzen ohne große Bewegung verdonnert war, machten wir uns diesbezüglich regelrecht verrückt. Jede Stunde hielten wir an, um den Wert zu bestimmen. Damian war absolut lieb, schaute sich seine Bilderbücher an, und meinte irgendwann nur: „Schon wieder?". Erst da wurde uns bewusst, dass wir es übertrieben, doch gegen unser komisches Bauchgefühl waren wir machtlos. Unsicherheit ist leider zu häufig die Ursache für unrationelle Entscheidungen.

Mittlerweile war es an der Zeit an ein Mittagessen zu denken. Die vier Stunden Spritzabstand waren um, und Damian hatte mittlerweile auch wirklich mehr als lange genug gesessen. Wir entschieden uns, ihm den Gefallen zu tun und unsere Mittagsrast bei dem bekannten Fastfood-Riesen mit dem großen gelben Buchstaben zu verbringen. Vorteil war, dass wir wussten, dass es dort immer eine Spielfläche gibt. Egal ob drinnen oder draußen, es würde die Möglichkeit geben, das Damian nach dem Essen noch mal ein bisschen toben konnte. Unabhängig von dem Diabetes filtert so eine halbe Stunde austoben lassen die Stimmung für die weitere Fahrt ungemein, zumindest wenn man Kinder dabei hat. Der Bewegungsdrang wird befriedigt und ein weiteres Sitzen von den kleinen Rackern augenscheinlich besser akzeptiert.

Sicher, dass Essen dieser ganzen Fastfood-Ketten ist, vermutlich mit Recht umstritten, aber mal abgesehen davon, dass es dem Kind Spaß machte, hatte und hat es den Vorteil, dass es immer gleich zubereitet wird und auf der Rückseite des Tablett-Schoners alle Produkte in sämtlichen Größen mit jeglichen Nährwerten aufgeschlüsselt sind. Die Waage konnte also im Auto bleiben und das Berechnen der Kohlenhydrate, sowie das anschließende Umrechnen in Broteinheiten und dann in das zu verabreichende Insulin, gingen super fix. Sein Zucker war noch immer perfekt und uns beschlich langsam das Gefühl, das wir uns in diesem Punkt viel zu viele Sorgen machten. Dennoch beschlossen wir weiterhin engmaschig zu kontrollieren, bis wir am Ziel waren.

Dieses war leider noch weiter weg, als wir in dem Moment annahmen, denn während die Temperaturen stiegen und stiegen, standen wir richtig übel im Stau. Aus den geplanten zehn Stunden inklusive Pausen waren jetzt schon vierzehn geworden. Es war so heiß, dass ein Rastplatz nur noch mehr Qual bedeutete, und wir extrem dankbar über die Klimaanlage, lieber im Stau standen. Während wir uns wieder mal um Damians Zuckerwerte sorgten, die weiterhin übrigens hervorragend waren, jammerte er nicht das kleinste bisschen. Im Gegenteil, er fand den Stau toll. Er betrachtete alle Autos und erklärte, was ihm an welchem gefiel, welches Mal wieder gewaschen werden müsste, oder auch welches die meisten Insassen hatte.

Nach zwei weiteren Stunden waren wir endlich angekommen und konnten unseren kleinen Bungalow beziehen. Die Schwiegereltern trudelten knapp zwei Stunden nach uns ein und bezogen den Nachbarbungalow. Unser Urlaub konnte beginnen, und während Damian abends im Bett lag und vermutlich von einem nie Enden wollenden Stau bestehend aus den tollsten Autos der Welt träumte, saßen wir mit den Schwiegereltern auf der gemeinschaftlichen Terrasse und kamen nicht umhin uns einzugestehen, dass wir in Bezug auf Damians Zuckerwerte und unsere Ängste während dieser Anreise wirklich übertrieben hatten. Fürsorge in allen Ehren, aber wie mit vielem gibt es einfach Situationen in denen es einen gravierenden Unterschied zwischen „gut gemeint" und „gut gemacht" gibt. Wir hatten uns selber eine Stresssituation geschaffen und sage und schreibe sechzehn Mal den Zucker auf der Hinfahrt gemessen. Wir waren es, die sich in irgendwelche Horrorszenarien rein gesteigert hatten und jetzt erkannten, dass das unter keinen Umständen der richtige Weg sein konnte. Für die Rückfahrt würden wir unser Verhalten ändern. Auch im Urlaub wollten wir darauf achten, weder das Kind noch uns einer weiteren solch künstlich stressigen Situation auszusetzen. Denn so würde er niemals auch nur im Ansatz „normal" aufwachsen können.

Durchatmen

Unsere Urlaubsquartiere lagen nicht nur direkt nebeneinander, sondern teilten sich auch eine Terrasse. Eine tolle Sache, denn so konnte Damian, wie er wollte zwischen Oma und Opa und uns, der Erzeugerfraktion, pendeln. Da leider keine gleichaltrigen Kinder in der Nähe unserer Unterkunft waren, oblag es uns Erwachsenen für die entsprechende Animation zu sorgen, und was soll ich sagen, wir hatten alle Spaß. Es war eine tolle Mischung und alles klappte wie am Schnürchen. Damians Zucker reagierte wie gewünscht, so dass er die eine und auch andere Eiskugel wie geplant genießen konnte. Es war, als würde uns der Diabetes einfach auch mal ein bisschen Zeit zum Durchschnaufen geben.

Ich muss gestehen, dass in den letzten Monaten fast alles auf Damian fokussiert war. Auch wenn uns klar war, dass es noch mehr Typ 1 Diabetiker auf der Welt gibt, hatten wir das im täglichen Gewusel dennoch verdrängt. Wir waren fast schon überrascht, als uns eine Mutter mit einer Katheterschachtel entgegenlief. Neben ihr ihre Tochter mit einem Pflaster auf dem Bauch. Es war offensichtlich, dass das Kind abgekoppelt worden war, um in den Pool zu gehen, von dem wir gerade zurückkamen.

Im Krankenhaus hatten wir nur kurz etwas über Insulinpumpen gehört, aber so live noch keine gesehen. Zugegeben, die Pumpe hatten wir nicht gesehen, nur das abgekoppelte Mädchen, aber es reichte, um am Abend einmal über diese Möglichkeit zu sinnieren.

Hatten wir mit der Pen - Therapie die richtige Wahl getroffen? Würde eine Pumpe einfacher zu handhaben sein? Wo lagen die Vor- und Nachteile? Zum ersten Mal seit der Blitzentscheidung im Krankenhaus sprachen wir über dieses Thema. Wir kamen zu dem Schluss, die richtige Wahl getroffen zu haben. Zumindest für den Moment. Den Umgang mit dem Pen zu lernen, das Problem des Spritzvorganges, oder besser deren Überwindung bewusst bewältigt zu haben, sowie das Berechnen der Insulinmenge gelernt zu haben, schien uns wichtig. Zudem, auch wenn wir zu wenig über Pumpen wussten, um ins Detail gehen zu können. Jedoch das Wissen über den Schlauch, der von Damians Bauch zu einer Gürteltasche gehen würde, war für uns schon ein Ausschlusskriterium. Zu groß wäre die Angst, dass er an ihm hängen bleibt, beim Klettern und Toben, oder auch dass andere Kinder vielleicht mal dran ziehen würden und er dann rausreißt. Auch konnten wir uns die Fragen nach dem Klogang nicht beantworten. Wie wäre das dann? Insbesondere, wenn man ein Kind hat, dass zwar schon eine Weile trocken ist, dennoch aber wie alle kleinen Kinder noch nicht in der Lage den Harndrang so zu steuern, dass es genug Zeit gäbe beim Entkleiden auf den Schlauch Rücksicht zu nehmen. Wie würde sich so ein Katheter für Damian anfühlen und würde er das überhaupt zulassen, dass man ihm einen solchen setzt? Fragen, die wir nicht beantworten konnten und die uns in der Überzeugung bestärkten, dass wir für uns persönlich doch die richtige Wahl getroffen hatten. Pumpe oder Pen, ein richtig oder falsch, besser oder schlechter gibt es hier eigentlich nicht. Es ist eine Sache der individuellen Einschätzung und des individuellen Geschmackes. Und wenigstens diese Entscheidung sollte dem Diabetiker selbst überlassen sein, da er es ist, dessen Lebensqualität durch den Ausbruch der Krankheit beschnitten wurde.

So wollten wir das auch mit Damian handhaben und ihm, wenn er etwas älter wäre, alternative Optionen zum Pen aufzeigen lassen. Die Entscheidung der Therapieform würde er dann treffen und wir würden versuchen nur unterstützend, maximal beratend, aber nicht überredend zur Seite zu stehen.

Leider geht auch der schönste Urlaub einmal zu Ende, und so war es an der Zeit den Heimweg anzutreten. Eigentlich hätten wir den Bungalow noch eine Nacht gehabt und erst am nächsten Tag auschecken müssen, doch das Wetter war so schlecht, dass wir beim Abendessen beschlossen zu packen und dann den Heimweg anzutreten. Lieber bei Regen heimfahren, als am nächsten Morgen bei brütender Hitze.

So machten wir uns ans Packen und knapp eine Stunde später ging es auch schon los. Auf der Autobahn angekommen verwandelte sich der Regen in Starkregen, der einen fast nicht die Hand vor Augen hat sehen lassen. Aber egal, jetzt mussten wir da durch. Damian war ziemlich schnell auf dem Rücksitz eingeschlafen und so fuhren wir erst mal die ersten drei Stunden durch. Mittlerweile war es zwei Uhr nachts und wir steuerten den ersten Rastplatz unserer Rückreise an, in der Hoffnung auf einen Kaffee zum Mitnehmen. Der Regen hatte nur mäßig nachgelassen, und die Aussicht auf das heimatliche Bett war verlockender denn je. Damian Zucker war zwar etwas hoch, aber reagieren konnten und wollten wir nicht. Um ihm eine Korrektur zu spritzen, hätten wir ihn wecken müssen. Weder das mittelmäßig saubere Gasthaus noch der Versuch ihn ihm dunkeln im Auto zu spritzen schienen uns die rechte Wahl. Der Zucker lag bei 224 mg/dl. Erhöht, aber nicht dramatisch. Wenn wir nichts unternahmen, konnte er weiterschlafen, und wir noch mal drei weitere Stunden durchfahren ohne die Angst, dass er in einen Unterzucker rutscht. Würde er innerhalb der drei Stunden weiter steigen, könnten wir ihn dann noch immer runterspritzen. Wir würden ihn zwar wecken müssen, jedoch wären wir zudem schon ein riesiges Stück näher an zu Hause.

So fuhren wir weiter und siehe da, drei Stunden später war der

Zucker von alleine wieder gefallen. Hätten wir bei unserer Rast gegengesteuert, wäre er vermutlich wirklich in einen Unterzucker gerauscht. Manchmal darf man seiner Intuition halt doch einfach vertrauen. Damian wurde zwar wach, als wir um fünf wieder den Zuckerwert bestimmten, jedoch waren wir trotz Regen so gut durchgekommen, dass uns nur noch zwei knappe Stunden von zu Hause trennten. Die Dämmerung hatte eingesetzt und so beschäftigte Damian sich die letzten zwei Stunden ganz toll mit seinen Büchern und Kuscheltieren. Während wir völlig erledigt und übernächtigt zu Hause ankamen, war Damian relativ fit. Eine nochmalige Kontrolle seines Zuckers bestätigte, dass alles im grünen Bereich lag. Während wir nur noch schlafen wollten, wollte Damian nur mit seinen Autos spielen, die den Weg nicht mit in den Urlaub gefunden hatten. Wir stellten also den Wecker auf eine Stunde und gönnten uns diese winzige Schlafportion. Nicht viel, aber das maximale was wir uns mit einem diabetesbetroffenem Kind von gerade drei Jahren, welches alleine im Nebenzimmer spielte, trauten. Auch wenn diese eine Stunde eigentlich viel zu wenig war reichte sie, um uns bis zum Abend durchhalten zu lassen. Wir schafften es sogar im üblichen Rhythmus bis eine Viertelstunde nach Mitternacht durchzuhalten, um wie immer um dieser Zeit seinen Zucker zu kontrollieren. 57 mg/dl war zwar niedrig, aber wir wussten in der Zwischenzeit, dass er mit einem kleinen Tütchen Gummibärchen als Ausgleich zum überschüssigen Insulin super durch die Nacht kommen würde, so dass wir jetzt mit etwas Glück sechs Stunden schlafen konnten. Sechs Stunden waren realistisch, bis unser kleiner Schatz vor unserem Bett stehen würde und fragen, ob wir nicht was mit ihm spielen wollten. Typisch Kind halt.

Astrid D., 44 Jahre, Holsten:

„Ich messe das letzte Mal, wenn ich ins Bett gehe, so zwischen 22 und 23 Uhr. Wenn meine Tochter (10 Jahre) über 180 mg/dl ist, lass ich sie schlafen. Bei einem Wert unter 100 mg/dl gibt es Traubenzucker. "

Manja S., 35 Jahre, Braunschweig:

„Bei unter 60 mg/dl abends gibt es nochmal 0,3 BE Saft und 0,5 - 1 BE Kekse. Damit kommt sie (5 Jahre) dann gut hin, nachts. Ab 200 mg/dl bekommt sie eine Korrektur abgegeben. "

Happy Birthday

Ein kleiner Tag für die Menschheit, aber ein großer Tag für Damian – sein Geburtstag. Er hatte einige Kinder aus seinem Kindergarten eingeladen und fieberte der Party und vor allem den Geschenken entgegen. Während er sich seiner Vorfreude hingeben konnte, liefen unsere geistigen Zellen schon seit Tagen auf absoluten Hochtouren. Einen Kindergeburtstag zu organisieren ist eine Sache, einen Kindergeburtstag für einen Diabetiker Typ 1 zu organisieren dagegen eine ganz andere. Durch die Insulintherapie mit Pen waren wir weiterhin von Spritzzeiten und der schon beim Mittagessen zu bestimmenden Anzahl Broteinheiten, die für den Nachmittag zur freien Verfügung stehen würden, abhängig. Für alle, die es nicht mehr sicher wissen, maximal die Hälfte an BE`s die er beim Mittag gegessen hatte, durften wir für den Nachmittag als Zusatz abgeben. Es galt also nicht nur ein Mittagessen zu wählen, dass sich möglichst schnell zubereiten ließ, und das zudem aus sehr vielen Kohlenhydraten bestand, sondern auch genau zu überlegen, welche Spiele wir mit den Kids spielen sollten. Mohrenkopf essen ist zwar sehr beliebt, aber mit einem Kind, dass für den Nachmittag nur eine bestimmte Anzahl an Broteinheiten zu Verfügung haben würde etwas ungeeignet.

Zumindest in Kombination mit den diversen anderen gängigen Geburtstagsspielen. Wir suchten uns also einmal durchs Netz und wieder zurück und kamen auf immer bessere Ideen. Damian hatte sich einen Dino-Geburtstag gewünscht, und natürlich sollte er diesen auch bekommen. Wie doch die Zeit rennt, jetzt würde unser kleiner Mann also schon vier Jahre alt werden. Es war für uns der erste richtige Kindergeburtstag und vermutlich der Hauptgrund, warum wir uns bei der Gestaltung besonders viel Mühe gaben. Alles stimmte, vom Kuchen über die Dekoration bis hin zu den Spielen. Für Damian war es einfach nur ein Geburtstag, und genau das verstärkte das emotionale Gefühl, das sich in uns anbahnte. Denn es bedeutete, dass wir auf einem guten Weg waren.

Um Damian ein möglichst normales Leben ohne Ausgrenzungen zu ermöglichen, war es leider unabdingbar gewesen, dass einer von uns nach der Diagnose seine berufliche Karriere ad acta gelegt hatte. Da ich zu diesem Zeitpunkt sowieso am Ende des Erziehungsurlaubes war und zudem den Arbeitgeber wechseln wollte, entschieden Sebastian und ich, dass ich fortan zu Hause bleiben würde. Es war eine Entscheidung im Interesse des Kindes gewesen, um ihm einfach die Unterstützung und Sicherheit zu geben, die er zu diesem Zeitpunkt forderte und brauchte. Und genau das hatten wir damit auch erreicht.

Er wartete also schon am Vormittag auf seine Gäste und wollte nichts davon hören, dass diese erst in ein paar Stunden kommen würden. Zum Mittag sollte es Milchreis geben. Natürlich mit Zucker und Zimt. Ein tolles Essen, wenn es darum geht, für den Nachmittag ein Maximum an freien Broteinheiten zur Verfügung zu haben. Und auch wenn ich sonst zu den Menschen gehöre, die versuchen immer mit frischen Lebensmitteln zu kochen, muss so was auch einfach mal sein. Und ja, wir waren richtig faul und haben einfach hierfür eine Tüte aufgemacht. Tolle Sache. Mit Zucker und Zimt und einem Joghurt zum Nachtisch schafften wir ganze sieben Broteinheiten. Das bedeutete, dass wir dreieinhalb noch mal draufgeben konnten, für die er am Nachmittag Kuchen oder ähnliches Essen konnte. Die Sache mit dem Trinken stellte sich nicht, da wir einfach nur Wasser und Zero Limo da hatten. Den Kindern ist das egal, ob normale Limo, oder die Zero Produkte. Ich behaupte sogar, dass sie den Unterschied nicht merken. Diese ganzen Zero Produkte haben den Vorteil, dass sie wirklich keinen Zucker im klassischen Sinn enthalten und somit fast keine Kohlenhydrate. Um mal ein Mengengefühl zu schaffen, kann man für die Wertigkeit von zwölf Kohlenhydraten, sprich einer Broteinheit, entweder knapp 130 ml Zitronenlimo trinken oder Zwölf Liter Zero Zitronenlimo. Wenn sie sich das jetzt bildlich vorstellen, können sie nachvollziehen, warum einem die Wahl der Zero Produkte recht leicht fällt.

Die Gäste kamen und Damians Augen strahlten immer mehr. Es gab Limo und einen Kuchen in Form eines Dinosauriers. Die Kinder waren begeistert und erkannten auch gleich was das Backwerk darstellen sollte. Ich empfand ja eher, dass der Kuchen nach einem unförmigen Pony im Drachenkostüm aussah. Sieht man mal wie sehr man, oder in dem Fall Frau, sich irren kann. Nach dem Kuchen ging es dann natürlich gleich an die Spiele. Die Kinder lachten und tobten, spielten und naschten. Es war wirklich unbeschreiblich schön zuzusehen, wie Damian aufblühte und den Tag genoss. Die Kinder nahmen ihn alle so, wie er war. Auch die kurzen Momente, in denen er seinen Zucker maß, waren für sie selbstverständlich. Vielmehr staunten sie darüber, dass er sich in den Finger piksen musste und dabei noch nicht mal zuckte. Kinder denken in vielem einfach anders und viel unkomplizierter. Eine Eigenschaft, die wir Erwachsenen leider verloren haben. Während des Abendessens war es dann Vanessa, Damians Freundin, die die erste Frage zur Diabetes stellte. „Du? Sag mal, tut Dabetes eigentlich weh?" Eine tolle Frage, die echt nur von einem Kind kommen kann. Und kaum hatte sie ihre Frage ausgesprochen, wurde sie von Damian erst mal korrigiert, dass es nicht „Dabetes", sondern „Diabetes" hieße. Dann legten die anderen Kinder los. „Warum muss er sich pieksen?", "Alle Kinder müssen wachsen, und alle Kinder verlieren Zähne. Bekomm` ich also auch Diabetes?", „Warum hat Damian das?", „Geht das wieder weg?"... Fragen über Fragen. Sie waren allesamt ernst gemeint und wir mussten teilweise echt überlegen, wie wir sie kindgerecht beantworten konnten, so dass sie sie zumindest ansatzweise verstehen würden. Für uns war es immer wichtig, alle Fragen, von jedem, ernst zu nehmen und zu beantworten. Denn Fakt ist, nur wer aufgeklärt ist, kann vorurteilsfrei mit dem Betroffenen umgehen. Dabei ist es unseres Erachtens nicht schlimm auch mal zuzugeben, etwas nicht zu wissen. Zu erklären, dass es unterschiedliche Formen gibt, wurde zu unserer leichtesten Übung. Alle Kinder konnten sich ein Auto nach der Schrottpresse gut vorstellen, also erklärten wir, dass in diesem Fall Damians Bauchspeicheldrüse vergleichbar mit einem Schrottwürfel ist, den man ja leider auch nicht mehr Auseinanderfalten und reparieren kann. Den Typ 2 Diabetes verglichen wir mit einem ganz, ganz alten Opa oder einer ganz, ganz alten Oma, die einfach etwas vergesslich geworden ist. Medizinisch sicher nicht ganz richtig, aber doch für Kinder ausreichend gut erklärt und dennoch nicht zu weit von der Wahrheit entfernt. Die Kinder hörten gespannt zu und auf Rückfragen erklärten sie, dass sie verstanden hätten, was wir versuchten zu erklären. Kurze Zeit darauf brachten wir die Kinder nach Hause. Damian ging in sein Bett, und während wir uns ein verdientes Bierchen gönnten, schlief er – vermutlich mit einem Lächeln – ein. Unser Ziel war es, ihm einen schönen Geburtstag zu bereiten und dafür zu sorgen, dass er im Großen und Ganzen seine Krankheit einfach mal für ein paar Stunden vergessen würde, und genau das war uns gelungen.

Es war somit mehr als deutlich, dass wir uns auf dem rechten Weg befanden. Jede Ausnahmesituation, die wir meisterten, würde uns mehr Sicherheit im Umgang mit der lästigen Zecke Diabetes geben. Sicher, er hat ihn, und er muss infolgedessen den Umgang damit lernen, ob er will oder nicht. Aber dennoch sahen wir uns in der Pflicht, ihm nicht nur gewisse Vorgehensweisen hierzu anzutrainieren, sondern ihm auch so viel Entlastung wie möglich und erzieherisch vertretbar zuzugestehen. Der Tag, an dem er alles alleine würde machen müssen, käme früh genug.

Am nächsten Tag im Kindergarten gab es dann übrigens von zwei Müttern eine Ansage an mich. Während die eine mir ernsthaft erklärte, dass sie es unmöglich fände, dass ich ihr Kind mit solch negativen Schwingungen belastet hätte, indem ich über Damians Krankheit gesprochen hatte, erklärte die andere mir, dass sie es unverschämt fände, dass ich ihrem Kind erklärt hätte, dass man Diabetes nicht bekommt, weil man zu viel naschen würde. Ich hätte damit ihre Erziehungsmethoden untergraben, da ich ihr ein Argument genommen hätte, ihr Kind am Naschen zu hindern.

Wer sich jetzt fragt, ob und wie ich darauf reagiert habe, dem möchte ich mit einem einzigen Wort antworten: intuitiv. So, wie es für mich typisch geworden ist. Der ersten Mutter konnte ich nur mit Kopfschütteln entgegnen, da mir dazu beim besten Willen nichts eingefallen ist, während ich der Zweiten gegenüber klargestellt habe, dass ich nichts dafürkönne, wenn sie versucht ihre Erziehung auf der Basis irgendwelcher Ammenmärchen und Lügen aufzubauen. Zum Glück sind diese Erfahrungen nicht die Regel.

Claudia F., 36 Jahre, Bamberg:

„In der Schule wurde meine Tochter (9 Jahre) ab und zu mal zu ihrer DM befragt. Zum Beispiel, was sie da macht, wenn sie das Messgerät auspackt. Wenn uns dann mal eine Mama über den Weg läuft, wird schon mal erzählt, dass ihr Kind sie zuhause etwas zur Krankheit gefragt oder berichtet hat, was es gesehen hat. Wir erklären dann alles so gut es geht. Meistens kommt die Reaktion: Mensch, ich wusste gar nicht, dass da so viel dahintersteckt und dass das nächtliche Messen, Wiegen, Berechnen notwendig ist und so einen Aufwand bedeutet.

Dadurch wird denke ich das Bewusstsein für diese Erkrankung geweckt. Aufklärung ist einfach alles."

Neueinstellung

Die letzten Tage waren schrecklich gewesen. Aus irgendeinem Grund waren Damians Zuckerwerte schlecht. Während er am Morgen beim Frühstück mit einem Traumwert startete, stieg er über den Vormittag immer weiter an. Nach dem Mittagessen dann der gegenteilige Effekt und er stürzte massiv ab. Es galt also das erste Mal selber an der Einstellung zu drehen und so eine neue Stabilität bei den Werten zu erzeugen. Theoretisch wussten wir, wie wir vorgehen sollten. Schließlich war uns das Vorgehen im Krankenhaus erklärt worden. Dennoch lagen jetzt ein paar Monate zwischen Schulung und erster Umsetzung. Wir hatten gelernt, dass wir, um ein besseres Gespür zu entwickeln, die zeitlichen Faktoren nacheinander unter die Lupe nehmen sollten. In aller Ruhe. Lieber sollten wir einen schlechteren HbA1c riskieren – das ist sozusagen das Blutzuckergedächtnis im Körper: Hämoglobin, an dem sich Glucose der letzten acht bis zwölf Wochen ablagert - als die Übersicht zu verlieren. Sicher, wir hätten auch in ein Krankenhaus gehen können, um da eine Neueinstellung vornehmen zu lassen, aber uns erschien das nicht sinnvoll. Im Krankenhaus würden sie ebenso mehr oder weniger durch Raten versuchen sich der neuen Einstellung zu nähern, wie wir es auch zu Hause tun würden. Zudem hatten wir unseren Hausarzt im Rücken, der zu jeder Zeit kommen und helfen würde. Mut zur Lücke heißt es doch immer, und es würde vielleicht das erste Mal sein dass wir an den Faktoren zu drehen hatten, jedoch sicher nicht das letzte Mal.

Wir beschlossen, nach eingehender Prüfung unserer Aufzeichnung mit dem morgendlichen Faktor zu beginnen und diesen um 0,25 Insulineinheiten pro Broteinheit auf 0,75 Einheiten zu erhöhen. Es war die kleinstmögliche Faktoränderung, die wir realistisch mit einem Pen umsetzen konnten. Wir mussten also ab jetzt morgens dafür sorgen, dass Damians Frühstück so aufgeteilt wurde, das eine mit einem Pen, der als kleinste verstellbare Einheit 0,5er Schritte hatte, eine spritzbare Menge rauskam. Klingt kompliziert? Nein, ist es eigentlich nicht. Es bedeutet im Klartext, dass Damian immer eine gerade Anzahl an BE's Frühstücken musste. Jede gerade Zahl multipliziert mit dem neuen Faktor 0,75 ergibt eine Zahl, die man bei einem Pen Einstellen und somit dann auch exakt spritzen kann. Es ist, wie so vieles beim Diabetes, einfach eine Frage der Gewohnheit. Mit dem neuen Faktor beim Frühstück ließen wir ein paar Tage verstreichen. Innerhalb dieser Zeit versuchten wir die Messzeiten und Esszeiten nahezu gleich zu halten, um einen wirklichen Vergleich der Werte ziehen zu können. Nach drei Tagen zeigte sich, dass die Vormittagswerte besser wurden. Vier weitere Tage später wagten wir uns an den

Mittagsfaktor und senkten diesen um 0,25 Insulineinheiten pro zu essender Broteinheit. Es dauerte wieder ein paar Tage und wir konnten auch hier sehen, wie sich die Werte wieder im Zielbereich manifestierten. Wir hatten de facto nur an zwei Werten ganz leicht gedreht und damit einen sehr deutlich sichtbaren Effekt erzielt. Wir waren sehr erstaunt, was für eine Wirkung so eine klitzekleine Menge Insulin im Körper unserer Maus hatte. In der nächsten Woche hatten wir wieder einen Termin bei unserem Arzt um den Langzeitzuckerwert bestimmen zu lassen. Wir nutzten die Gunst der Stunde und zeigten unser Tagebuch mit den alten und neuen Werten im Vergleich. Vielleicht würde er uns ja noch einen Tipp geben können. Aber dem war nicht so. Er lobte uns und erklärte, dass wir das vollkommen richtig gemacht hätten und jetzt ja für das nächste Mal Bescheid wüssten.

Das nächste Mal ... - daran wollten wir eigentlich nicht jetzt schon denken und konnten auch nicht im Ansatz erahnen, dass Damian schon knapp vier Wochen später einen weiteren Wachstumsschub haben würde, welcher eine komplette Neueinstellung erforderlich machte, die wir ebenfalls alleine hinbekommen würden.

Nico B., 32 Jahre, Varel:

„Meine Gedanken bei meiner ersten Änderung der Faktoren waren schlicht: Mache ich es richtig, dann geht es mir gut. Mache ich es falsch, dann geht es mir schlecht!"

Daniela K., 26 Jahre, Wietze:

„Für mich war es ein sehr komisches Gefühl, als ich das erste Mal die Einstellung bei meiner Tochter (damals 1 ½ Jahre, jetzt 3 Jahre) geändert habe. Ich hab` öfter gemessen und bin sehr vorsichtig ran gegangen. Jetzt nach 1 1/2 Jahren geh ich damit locker um und stell auch mal die ganze Pumpe um."

6.
Kapitel

Kinder, Kinder, Kindergarten

Die Ferien waren vorbei und Damian würde jetzt einen neuen Kindergarten besuchen. Neue Einrichtung, neues Glück, so könnte man argumentieren. Doch die schlechten Erfahrungen der alten Einrichtung saßen tief. Diese Aussage, dass wir auf Grund der Diabetes, ein „minderwertiges Kind" hätten, gehört eben nicht zu denen, welche Eltern mal einfach schnell vergessen. Auch wenn sie es sich mehr als nur wünschen.

Das Vorgespräch, oder besser die Vorgespräche waren in dieser neuen Institution ausgesprochen herzlich und wir empfanden sie als sehr gut. Die Leiterin, sowie die Erzieherinnen seiner zukünftigen Gruppe waren aufgeschlossen und außerordentlich interessiert. Sie zeigten uns die komplette Einrichtung, machten sich diverse Notizen zum Umgang mit Damians Krankheit und vermittelten uns alleine durch ihre aufgeschlossene Art ein kleines Stück Sicherheit. Selbst auf das Einsetzen einer

Integrationskraft wollten sie vorerst verzichten, solange wir mit Rat und Tat – insbesondere am Anfang – zur Seite stünden. Es machte alles in allem einfach einen sehr guten Eindruck.

Doch hatten wir schon einmal ein gutes Gefühl bei einer Einrichtung gehabt, dessen Ergebnis hinreichend bekannt ist.

Um es mal ehrlich beim Namen zu nennen, trotz des eigentlich guten Gefühls hatten wir Angst. Angst, dass Damian wieder ein Opfer werden würde. Angst, dass es Probleme mit den Erzieherinnen geben würde. Angst, dass er vielleicht in der Gruppe nicht akzeptiert werden würde. Der Spruch „Kinder sind grausam" kommt ja nicht von ungefähr. Kinder urteilen schnell und hart. Wir hatten Angst, dass unsere Einschätzung wieder falsch sein und es vielleicht sogar noch schlimmer werden würde. Unter keinen Umständen wollten wir Damian das zumuten. Die neu gewählte Einrichtung für das Versagen der alten verantwortlich zu machen, wäre jedoch nicht fair. Und wir mussten es, wie in vielen anderen Situationen, einfach darauf ankommen lassen, in der Hoffnung positiv überrascht zu werden.

Wir hatten es zeitlich so mit der Einrichtung abgesprochen, dass wir ihn immer gegen acht Uhr bringen und ihm dann direkt das Frühstück spritzen würden. Die Kinder frühstückten immer innerhalb ihrer Gruppe gegen halb neun. Da wir noch immer eine Therapie mit einem Humaninsulin hatten, dessen

Wirkung circa dreißig bis fünfundvierzig Minuten nach dem Spritzen eintrat, passte das somit perfekt. Unser Trott geriet zwar ein bisschen durcheinander, aber was ist das schon, wenn dafür Damian wie alle anderen Kindergartenkinder dort würde Frühstücken können. Wir strukturierten unseren morgendlichen Ablauf einfach um. Damian bekam davon nichts mit und konnte so einen ganz normalen Morgen erleben. Es war wirklich erstaunlich, ohne Probleme schien alles super hinzuhauen. Damian ging wieder gerne in die Kindertagesstätte, die Erzieherinnen hatten kein Problem damit, Damian in gewissen Abständen zum Händewaschen zu schicken und aufzupassen, wie er sich den Zucker misst. War er einmal nicht gut drauf, oder ließ sich von der Aufgabe ablenken, so wurde er von den Erziehern freundlich aber bestimmt zur Ordnung gerufen. Wollte es nicht klappen, so halfen sie ihm einfach beim Messen. Sie hatten keinerlei Berührungsängste und genau das war es, das sich auf die ganze Gruppe übertrug.

Die ersten Tage hatten Damian und Sebastian eine Schar an Kindern um sich, die beim Spritzen zuschauten. Da wir nie ein Geheimnis aus Damians Krankheit gemacht hatten, war es für ihn kein Problem. Im Gegenteil, er begann sogar ein bisschen vor den anderen Kindern damit anzugeben, weil die natürlich staunten, wie er ohne eine Miene zu verziehen den

Spritzvorgang über sich ergehen ließ. Wir mussten schon geringfügig grinsen, als er den anderen gegenüber betonte, dass er schon immer so tapfer gewesen sei. Aber sollte er doch in diesem Glauben bleiben. Vielleicht hatte er wirklich die Anfänge vergessen. Die Vorwürfe, die er uns gemacht hatte und die Eimer voll Tränen, die er gefüllt hatte. Es steigerte sein Selbstvertrauen ungemein, von den anderen Kindern eine Bestätigung für seinen Mut zu erhalten.

Jeden weiteren Tag im Kindergarten nahm die Zahl derer, die beim Spritzen zusahen ab. Am Schluss interessierte es kein Kind mehr. Sicher, vermutlich hatten sie es jetzt alle auch schon oft genug gesehen, dennoch war es toll, dass sie es einfach als ein „das ist halt so" akzeptierten. Was blieb waren die Fragen. Immer wieder wurden uns welche, entweder beim Bringen oder beim Abholen, gestellt. Und immer wieder nahmen wir uns gerne die Zeit, die Fragen möglichst kindgerecht zu beantworten und alles so gut es ging zu erklären. Wurde den Erzieherinnen eine Frage gestellt, die sie nicht beantworten konnten, fragten sie uns einfach und gaben die Antwort dann im Stuhlkreis an alle Kinder weiter. Nach und nach schufen wir so zusammen mit den Erziehern eine Sensibilisierung, die phänomenal war. Die Kinder klärten auf einmal nicht nur die anderen Gruppen der Einrichtung, sondern auch ihre Eltern zu Hause auf. Und viele Eltern, die das erst für ein Hirngespinst hielten, fragten dann bei uns nach und waren erstaunt, was sich ihre Kinder in Bezug auf die Krankheit alles gemerkt hatten.

Damian wurde schnell und mit offenen Armen in seiner Gruppe aufgenommen und integriert. Er fand seinen ersten besten Freund und schien sich zum Mädchenschwarm zu entwickeln. Zumindest haben sich tatsächlich an einem Tag zwei junge Damen geprügelt, welche denn jetzt mit Damian spielen dürfte. Pech für die zwei Damen, dass Damian das zu blöd war und er sich dann einfach einen anderen Spielkameraden suchte. Von da an fand er nun regelmäßig Liebesbriefe, oder besser gesagt Liebesbilder in seinem Fach.

Gerade am Anfang erkundigten wir uns jeden Tag beim Abholen, ob es Probleme gab, oder Fragen. Alles lief jedoch gut. In einem späteren Gespräch fragten wir nach, ob sie jetzt eine Integrationskraft wünschten, was sie weiterhin verneinten. Ihre Erklärung war, dass eine Integrationskraft ja die Aufgabe hat, für eine bessere der selbigen zu sorgen. Damian sei jedoch voll in die Gruppe eingegliedert. Er hätte sehr viele Freunde und es wäre erstaunlich, wie verantwortungsbewusst er schon jetzt mit seiner Krankheit umginge. Alles liefe wie am Schnürchen und selbst nach der kurzen Zeit würden sie ihm seinen Zuckerwert jetzt teilweise schon ansehen.

Uns wurde erklärt, dass die Gruppe ja aus fünfundzwanzig

Kindern bestünde und diese, vormittags immer, von zwei, manchmal sogar drei Erziehern betreut werden würde. Es würde sich also immer Zeit finden, dass eine der Erzieherinnen die zwei Minuten aufbringen könnte, um Damian beim Zuckermessen zu begleiten. Als die Leiterin und die Erzieherinnen sich dann noch bei uns bedankten, dass wir wirklich im Notfall immer erreichbar waren und auch sofort in den Kindergarten kämen, wenn etwas wäre, war es bei mir vorbei. Die sentimentale Kuh brach durch und ich konnte vor Freude und Erleichterung über dieses Feedback nicht verhindern, dass das eine oder andere Tränchen sich seinen Weg in die Freiheit suchte. Nach den vorangegangen schlechten Erfahrungen in der anderen Einrichtung war das eine nahezu unbeschreibliche Empfindung. Gefühlte Zentner wurden von meinen Schultern genommen. Zudem fühlte Damian sich in seinem jetzigen Kindergarten pudelwohl. Er blühte immer mehr auf. So konnte es bleiben, und so blieb es zum Glück auch.

Rebecca M., 36 Jahre, Pforzheim:

„Unsere Kita war ein Traum, die Erzieherinnen haben meine Tochter (4 Jahre) zuerst im Krankenhaus besucht, dann an einer Schulung teilgenommen und alles Weitere alleine

gemacht. Eine Erzieherin hat sich dann noch als "Babysitter"
angeboten ... ,,

Konni H., 34 Jahre, Leopoldshöhe:

,,Wir hatten Glück, unsere Erzieherinnen waren voll engagiert
und haben sich sehr gekümmert. Wenn es doch mal Fragen
gab, haben sie mich angerufen. "

Jeder hat sein Päckchen zu tragen ...

Je länger Damian im Kindergarten war, desto mehr wuchsen seine Sozialkontakte an. Jeden Tag erzählte er uns von neuen Kindern, mit denen er dort gespielt hatte. Ein Kind jedoch erwähnte er immer und immer wieder – Ivan. Ivan hier, Ivan da, Ivan links, Ivan rechts. Wie sich herausstellte erging es Ivans Eltern ähnlich. Dort hieß es Damian, Damian und nochmals Damian. Als wir Mütter uns dann beim Abholen der Kinder trafen beknieten uns die Kinder, dass sie doch gerne auch mal am Nachmittag zusammen spielen wollten. Selbstredend waren wir einverstanden und machten etwas aus. Ivan würde die Woche drauf zu uns kommen. Ganz gezielt hatte ich das so vorgeschlagen, denn bisher kannte ich Ivan ja nur aus Damians Erzählungen. Ich wollte sehen, wie die zwei spielten, wie es klappte. Ich denke, jeder der Kinder hat weiß, dass diese sich gerne mal in utopische Hemisphären hoch pushen können und dann so aufgedreht sind, dass nichts mehr klappt. Ein aufgedrehtes Kind scheint auch so ein Rauschen in den Ohren zu haben, dass sämtliche von Erwachsenen gegebene Anweisungen schlicht überhört werden. Ich wollte also erst sehen, wie es bei den Beiden sein würde, um so abschätzen zu können, was ich der anderen Mutter bezüglich

Damian und seinem Zucker sagen sollte, sofern sie erlauben würde, dass Damian sie auch mal besucht.

Ja, leider ist das mit einem Kind, das an Diabetes erkrankt ist, alles andere als selbstverständlich. Viele haben Angst vor der Verantwortung und vor Fragen, die sie nicht beantworten können. Es gibt immer wieder Eltern, die einfach für ihr Kind keinen Umgang mit einem kranken Kind wünschen. Das ist traurig, aber entspricht leider der Wahrheit. Dass sie mit diesem Verhalten nicht nur das andere Kind, sondern auch ihr eigenes strafen ist ihnen glaube ich noch nicht mal wirklich bewusst.

Damian musste leider auch schon diese bittere Erfahrung machen, als beim Abholen ein Junge seiner Mutter erklärte, dass er zu seinem Geburtstag unbedingt Damian einladen wolle. Die Mutter warf einen Blick auf Damian und mich und entgegnete trocken: „Nee Schatz, den lad' mal nicht ein, der ist doch krank."

Wenn sie jetzt zu den Lesern gehören, die hier nur den Kopf schütteln können, kann ich bestätigend sagen, dass mir dazu fast auch nichts anderes eingefallen ist. Wie an anderer Stelle schon beschrieben, hören wir Eltern solche und ähnliche Kommentare immer und immer wieder. Irgendwann weiß man darauf zu reagieren. Ich für meinen Teil konterte damit, dass ich mir auf Grund der Tatsache, dass Kinder anwesend sind, einen passenden Vortrag verkneife, aber dennoch festhalten möchte, dass ich ihr von Herzen wünsche, dass ihr Kind immer gesund bliebe, damit zumindest ihm solche intellektuell minderwertigen Kommentare erspart blieben. Während die Mutter noch am Schlucken war, waren wir schon auf dem Weg nach Hause. Sicher, ich musste Damian erklären, was ich mit meiner Äußerung meinte. Und es war nicht gerade einfach ihm klarzumachen, dass der Junge in diesem Fall nicht der böse war, sondern seine Mutter hier nicht richtig reagiert hatte. Denn selbst wenn sie mit der Aussage nur ihre Meinung hatte darlegen wollen, war es doch mehr als unbedacht, dieses vor den Kindern zu tun.

Nach diesem kleinen, leider unerfreulichen, Exkurs aber zurück zu Damian und Ivan.

Der Tag der Verabredung war gekommen, und pünktlich wie die Maurer standen Ivan und seine Mama vor unserer Tür. Ivan war etwas schüchtern und beide Kinder schienen erleichtert, als sie die üblichen Floskeln, wie „benimm Dich", „sei artig" und „viel Spaß" überstanden hatten und in Damians Zimmer zum Spielen abdampfen konnten. Noch ein kurzes Klären der Abholzeit und Schwups war ich mit den zwei kleinen Gaunern alleine. Wie neugierige Mamas das so machen, legte ich mich einen kurzen Moment auf die Lauer und horchte, was die Zwei trieben. Nachdem ich mich so davon versichert hatte, dass alles bestens war, verzog ich mich in die Küche, um den Rest

Hausarbeit zu erledigen. Es dauerte nicht lange, und die zwei Kids kamen die Treppe runter. Damian, gefolgt von Ivan standen vor mir und Damian fragte, ob sie nicht etwas naschen dürften. Ivan versteckte sich fast schon ein bisschen hinter Damian und sagte kein Wort. Wie jeden Nachmittag galt, Zucker messen, und dann würden wir sehen, ob es etwas zu knabbern gab, wenn ja, wie viel, und natürlich was. Damian war es mittlerweile gewohnt nachmittags einen Snack zu bekommen. Lies sein Zucker keine Kohlenhydrate zu, so gab es für ihn einfach Gurke, Tomate, Paprika, Wiener, oder auch diese kleinen Minisalamis. Damians Zucker war heute aber so weit ok, dass eine Broteinheit zum Knabbern erlaubt war. Ich ging also vor Ivan in die Hocke und fragte ihn, ob er irgendwas besonders mochte. Anstatt mir zu antworten wich er zurück. Ich versuchte es wieder, aber keine Chance. Ivan wollte einfach nicht mit mir sprechen. Es stellte sich heraus, dass er nicht nur extrem schüchtern war, sondern auch der introvertierteste Mensch, denn ich in meinem bisherigen Leben getroffen habe. Damian erkannte das Problem und wurde mit sofortiger Wirkung zu Ivans Sprachrohr. Auch wenn ich zugeben muss, dass ich zuerst dezent irritiert war, so klappte es ausgesprochen gut. Beide bekamen ein Schälchen mit Salzstangen und ein Glas Wasser. Witzig, kaum war ich in der Küche verschwunden, als die zwei Hallodris am Esstisch saßen und ihre Knabberei mümmelten, begann Ivan wieder zu sprechen. Dass wir einen offenen Wohn-, Küchenbereich haben schien irrelevant. Wichtig war nur, dass ich aus Ivans Blickfeld verschwunden war. Ansonsten verlief der Nachmittag sehr ruhig. Die Jungs spielten Lego und irgendetwas nicht zu definierendes. Später spielten wir zusammen eine Runde Lotti Karotti, bei dem Ivan wieder verstummte und Damian erneut zum Sprachrohr wurde. Es war alles in allem ein sehr schöner Nachmittag. Die Zeit verging wie im Flug und Ivans Mutter stand wieder vor der Tür. Der Moment, den alle Kinder fürchten und in dem sie noch einmal sämtliche restlichen Reserven mobilisieren. Ivan und Damian hatten Glück, sie konnten recht schnell noch ein paar Minuten rausschlagen, in denen Tanja, Ivans Mutter, und ich uns unterhielten. Nachdem ich von dem netten Nachmittag berichtet hatte und der einzigen Schwierigkeit, dass Ivan par tu nicht mit mir sprechen wollte, beruhigte sie mich und erklärte mir, dass das ganz normal sei. Er würde mit mir reden, sobald er vertrauen gefasst hätte und sich wohl fühlte. Sehr beruhigend zu wissen, und auch wenn es vielleicht gemein klingt, war es schön zu sehen, dass auch andere Eltern mit ihren Kindern ihr Päckchen zu tragen haben. Wie oft hört man von diesen „Überfamilien" in denen angeblich alles klappt, deren Kinder perfekt sind, nie etwas anstellen und außerordentlich talentiert sind. Diese Familie schien anders, und vermutlich war das auch genau einer der Gründe, warum Mutter und Kind mir sofort sympathisch waren. Jetzt war die Stunde der Wahrheit gekommen, Tanja fragte mich, ob Damian nicht auch mal zu ihnen kommen dürfte. Ich erklärte ihr, dass ich nichts dagegen hätte, sie aber wissen müsse, das Damian ein Typ 1 Diabetiker sei. Sie winkte nur ab und meinte „Na und?". Wie heute erinnere ich mich daran, dass ich nur irritiert meinte „Nee, im ernst. Wenn dir das zu viel ist und Du das jetzt doch nicht mehr möchtest ist das ok. Die Kinder können auch hier spielen." Im Nachhinein betrachtet bin ich selber entsetzt von meiner Reaktion. Wie man doch abstumpfen kann, und in Folge dessen automatisch davon ausgeht, dass unser Sohn für andere Eltern auf Grund seiner Diabetes eine unzumutbare Belastung darstellen könnte. Tanja stutzte, schaute mich ernst an und machte mir erst mal eine klare Ansage. Sie hätte damit keinerlei Problem, solange ich ihr sagen würde, was zu tun sei. Schließlich wäre kein Kind immer einfach. Und sie stelle es sich schwieriger vor den Nachmittag mit einem Kind zu verbringen, dass nicht mit einem sprechen will. Ich war begeistert, und den Freudenschrei von Damian als Tanja ihn persönlich fragte, ob er Lust hätte die Woche drauf zu ihnen zu kommen war so gewaltig, dass er mir zwei Tage später noch in den Ohren nachhallte. Ein gelungener Nachmittag, fand einen für Damian überwältigenden Abschluss.

Der eine oder andere Leser fragt sich jetzt vielleicht, wieso, weshalb und warum dem so war. Während Damian im alten Kindergarten vor Ausbruch der Krankheit viele Freunde hatte, so dezimierte sich diese Anzahl nach und nach immer und immer weiter. Warum vermag ich nicht zu sagen, und ist genaugenommen auch irrelevant. Vielleicht will ich das auch einfach nicht genauer hinterfragen. Wie sagt man doch gerne, Reisende soll man nicht aufhalten. Sicher einige Eltern hatten den Mut mir deutlich ins Gesicht zu sagen, dass ihnen das mit der Diabetes und infolge dessen auch Damian viel zu anstrengend sei. Aber diese Courage haben halt nicht sehr viele Menschen. Summa summarum blieb Damian aus dem alten Kindergarten nur eine Freundin, die aber dafür bis heute. Ein kleines Mädchen, namens Vanessa. Sie ist ein Jahr jünger und eine klassische Tochter, wie sie im Buche steht. Ein kleines Prinzesschen, mit der man dennoch Pferde stehlen kann. Damian war das erste Kind, mit dem Vanessa sich zum Spielen verabredet hatte und seit dem hält diese Freundschaft an. Während Damian bei Vanessa mit Barbie und Püppchen, sowie anderem Mädelkram gequält wird, muss sie bei uns durch die Star Wars, Lego und Auto-Hölle. Und was soll ich sagen, es klappt super. Auch wir Eltern haben uns im Laufe der Zeit angefreundet, und mittlerweile die ein oder andere nette Stunde zusammen verbracht.

Ivan und Damian spielten übrigens fortan jede Woche miteinander. Einen Montag bei uns, die Woche darauf bei Ivan. Wir hatten Tanja einen Notfallzettel geschrieben, auf dem stand, wie sie bei welchem Zuckerwert reagieren sollte. Zudem natürlich unsere Handynummern und eine knappe Liste, mit gängigen Naschereien und ihrer Anzahl an Broteinheiten.

Für alle, die es interessiert hier noch die Auflösung, wann Ivan mit mir gesprochen hat. Als er das zweite Mal bei uns war bekam ich immerhin schon ein zaghaftes „Hallo" und „Tschüss" zugeworfen. Das Mal darauf war der Bann dann endlich gebrochen und Ivan redete – zumindest mit mir – wie ein Wasserfall.

Doreen K., 42 Jahre, Harzgerode:

„Mein Freundes- und Bekanntenkreis ist an allem sehr interessiert. Es gibt da keine Probleme. In der Familie schon gar nicht. Als Kind hatte ich mal ein Erlebnis, dass ich von einigen in meiner Klasse gemieden wurde, als sie gemerkt haben, ich spritze Schweineinsulin. Das ist inzwischen aber fast 30 Jahre her. Ich weiß, so etwas ist fast nicht zu erklären, aber manchmal können Kinder grausam sein. Als meine Mitschüler (es betraf auch nicht alle) darüber aufgeklärt wurden, hat sich alles "zum Guten" gewendet."

Doris M., 43 Jahre, Kiel:

„Kurz nach der Einschulung meines Sohnes wurde der Diabetes diagnostiziert. Seit dem gab es erstmal keine Einladungen mehr zu Freunden. Auch im Fußballverein hatte er zu kämpfen. Vor der Diagnose war er bei jedem Spiel dabei. Selbst in höheren Spielklassen musste er mit ran an den Ball. Nach der Diagnose Diabetes war sein Platz nur noch auf der Bank. Es hat halt alles mit der Grundeinstellungen der Mitmenschen zu tun ... "

Kindermund tut Wahrheit kund ...

Vanessa, Damians Freundin, war da ganz anders. Sie war, und ist noch immer, eher der extrovertierte Typ Mensch und vermutlich versteht sie sich deswegen so gut mit Damian. Beide sind vom Schlag „Hier bin ich, und nun lass uns spielen". Die Zwei kommen zusammen auf die spannendsten Ideen und so war es schon immer. Nachdem Vanessa auf Damians Geburtstag alles was wir erzählten aufgesogen hatte, wie ein Schwamm, versuchte sie mit ihrem Wissen zu glänzen und es an andere weiterzugeben. Sicher, ein Unterfangen, welches für eine Vierjährige nicht ganz so einfach ist. Vor allem, da man gegenüber Erwachsenen in dem Alter sehr selten eine Chance bekommt, diese zu belehren. Als die Zwei geraume Zeit nach Damians Geburtstag bei uns spielten, bot sich endlich eine Gelegenheit.

Die Kinder waren mit Feuereifer dabei, sämtliche Kuscheltiere Damians aufzuklären. Diese waren zwar ausgesprochen geduldige Zuhörer, wenn sie jedoch auf Nachfragen nicht antworteten, blühte ihnen Schreckliches. Sie wurden auf eines von Damians Autos geschnallt und in ein mit Kreide auf den Teppich gemaltes Gefängnis gefahren. Ein tolles Spiel, und ich bin mir sicher, jeder, der schon einmal versucht hat Kreide aus einem hellen Teppichboden zu bekommen weiß, welche Flüche ungesagt in meinem Kopf ihre Fratze zeigten, als ich das Ausmaß in seiner Gänze bewundern durfte. Doch habe ich weder Damian, noch Vanessa angemeckert. Gebracht hätte es eh nix, denn geschehen ist geschehen. So gab es nur eine freundliche Ansage von mir, dass die Kreide ausschließlich für die Tafel bestimmt sei, in der Hoffnung, dass das reichen würde. Ich war so platt darüber, was sie Damians tierischen Mitbewohnern alles erzählt hatten, und wie sie sogar versucht hatten einige Sachen wie das Zuckermessen aufzumalen, dass ich es schlicht nicht über mein Herz brachte zu schimpfen. Es war nur ein kleiner Vorfall, aber einer, der allzu deutlich machte, dass Kinder, selbst in diesen jungen Jahren sehr viel mehr mitbekommen und verstehen, als wir Erwachsenen immer zu glauben scheinen. Es war der Moment, in dem mir klar wurde, dass selbst Vanessa, mit ihren gerade einmal vier Jahren, in Damians Gegenwart automatisch ein kleines Stück Verantwortung mit für ihn tragen würde. Und das nicht aus Zwang, sondern ganz selbstverständlich und vollkommen automatisch. Sie versuchte ihm beim Zuckermessen zu helfen, und verstand, wenn es anstatt Gummibärchen oder Schokobonbons Gurkenscheiben oder Minisalamis gab. Vanessa war und ist eine kleine Naschkatze, dennoch hat sie bis heute noch nie gejammert, oder gebettelt, wenn es darum ging, etwas essen oder trinken zu wollen, was Damian aufgrund seines Zuckerwertes in diesem Moment verwehrt blieb.

Sie brachte es sogar mehrfach in den letzten Jahren fertig, dass sie Damian tröstete, wenn er etwas geknickt war, dass es leider kein kleines Eis oder Ähnliches geben würde, da sein Zucker an der oberen Grenze oder sogar schon darüber hinaus war.

Dieses Verhalten ist leider keine Selbstverständlichkeit. Uns als betroffene Eltern ist aufgefallen, dass Kinder, deren Eltern sich nicht vor Fragen und dem Umgang mit einem kranken Kind scheuen, viel entspannter mit der Situation umgehen. Die Kinder erleben in ihrem direkten Umfeld, insbesondere bei den Eltern, die die Entwicklung des Kindes massiv prägen, eine gewisse Grundsensibilisierung, auf die sie immer weiter aufbauen. Damian wird für Vanessa immer ein Junge sein, der halt eine Krankheit hat, gegen die man nix machen kann, aber mit dem sie gerne spielt. Sind die Eltern von Vorurteilen behaftet, oder scheuen sich Fragen zu stellen, geben sie dieses Verhalten an ihre Kinder, wenn auch unbewusst, weiter. Schnell wird Damian dann in den Augen dieser Kinder zu einer Belastung, weil er ja krank ist. Er wird rein auf den Diabetes reduziert, und etwas Schlimmeres kann man einem Menschen, der ein Leiden hat – egal welches - nicht antun.

Nadine L., 30 Jahre, Cottbus:

„Neulich auf dem Spielplatz kam mein Sohn auf mich zu gerannt und meinte: "Da hinten ist ein Freund für dich." Ich natürlich geschaut, und Tatsache lief da ein 3 - jähriger mit Insulinpumpe rum. Dieser erzählte mir ganz stolz, dass die Pumpe neu sei und er, was Besonderes ist. Ich holte meine raus und nun sind wir Pumpenkumpels."

Sabine B., 44 Jahre, Bremen:

„Meine Kleine (11 Jahre) hatte ihre beste Freundin zu Besuch. Beide plantschten im Pool, spielten ... Dann gab es Abendbrot und ich wollte, dass meine Tochter ihren Katheter vor dem Essen wechselt. Ihre Freundin schaute interessiert zu, und fragte mich plötzlich ob ich ihr auch so einen Katheter anlegen würde, dann wären sie und meine kleine fast wie Geschwister..... Ich habe ihr keinen Katheter gesetzt, dennoch fand und finde das Verhalten toll, dieses durch dick und dünn gehen, ohne Wenn und Aber."

Die Sache mit dem Tagebuch ...

Ich weiß nicht, wie es ihnen geht, aber wir hassen die Zeitumstellung. Selbst wenn auf Winterzeit umgestellt wird und man sich ja immer damit tröstet, dass man eine Stunde länger schlafen könne, finden wir den ganzen Tag nicht in unseren Trott. Normalerweise nicht so schlimm. Aber wir waren ja auf die richtigen Ess-Spritzabstände angewiesen, die es nicht nur einzuhalten galt, sondern nach denen unser ganzer Tag ausgerichtet war. Mit einem kleinen Kind will man ja zum Beispiel an gewissen Ritualen festhalten, insbesondere gegen Abend. Dieser ganze Tag war also an sich schon ein Krampf, und dann mussten wir uns auch noch unserer persönlichen Sträflingsarbeit stellen. Der Übertragung der Tagebücher. Es wurde ja eingangs kurz schon erwähnt, seit Ausbruch der Krankheit waren wir aufgefordert akribisch Tagebuch zu führen. In einem kleinen Heftchen galt es den Zuckerwert samt Messzeit zu notieren, dazu die abgegebenen Insulineinheiten, die gegessenen Broteinheiten, jede Änderung der Faktoren, Datum und Wochentag und natürlich Besonderheiten, wie zum Beispiel Damians Geburtstag, oder andere Begebenheiten. Dieses Heftchen wurde dann bei jedem Termin zur Bestimmung des Hba1C von unserem Arzt kontrolliert. Der

Hba1C ist ein Wert, anhand dessen man die momentane Insulineinstellung überprüft. Genauer handelt es sich um das Hämoglobin a, an das sich Glucose bindet. Somit entsteht ein Glykolhämoglobin, dessen Wert messbar ist, und welcher Aufschluss über den Durchschnittszucker im Körper, der letzten acht bis zwölf Wochen, gibt.

Um jedoch rauszufinden, wie Damian auf bestimmte Lebensmittel reagiert und einfach mehr Platz für weitere Notizen zu haben, bekamen wir im Krankenhaus den Tipp alles in Kladden zu schreiben, und später dann in die vorgedruckten Tagebücher zur medizinischen Kontrolle zu übertragen. Ein guter Tipp, der uns wirklich schon sehr geholfen hat. Jedoch bestand unser Arzt zwingend auf eine Übertragung in das vorgedruckte Paradigma, da er dann die Werte in einer Kurve sehen konnte. Untereinander, als Liste geschrieben fand er es zu unübersichtlich, obwohl er unser System an sich klasse fand. Na ja, wie sagt man, „Jedem Tierchen sein Pläsierchen". Beide Hefte parallel zu führen klappte genau zwei Stunden lang. Abends die Werte aus der Kladde in das andere Tagebuch zu tragen, schafften wir zwei Abende hintereinander. Dann versuchten wir immer, am Sonntagabend die Werte zu übertragen, was auch nur einmal hinhaute, um es dann zu machen, wenn wir schlicht mussten und keine Ausrede suchen konnten, auf Grund der zeitlichen Bedrängnis - am Tag vor dem Arzttermin. Und so sollte es auch heute sein. Wir waren nicht nur total durch den Wind aufgrund der Zeitumstellung, sondern bestraften uns selber noch, durch das Übertragen von zwei Monaten Diabetiker - Tagebuch. Sicher, wir waren nicht in der Position jammern zu dürfen, hatten wir uns das doch selber eingebrockt. Aber wir sind halt auch nicht perfekt. Wir hatten die Zeit lieber als Familie verbracht, anstatt uns um doppelte Tagebuchführung zu scheren. Und auch, wenn wir immer wieder fluchten und uns jedes Mal erneut vornahmen, das nächste Quartal würde es disziplinierter laufen und wir würden schon eher die Werte übertragen, kam es doch immer wieder anders. Bereut haben wir es aber dennoch nie.

Ralf Y., 47 Jahre, Tachikawa:

„Jeden Tag Diabetes-Tagebuch pflegen? Dann hätte ich den ganzen Tag nichts anderes zu tun. Und wozu haben die Messgeräte Speicher? Meine Ärztin interessiert es eh nicht, was und wie viel ich esse oder spritze, nur die Werte sind interessant, alles andere ist Nebensache. Japan eben mit seinem komplett anderen System."

Katarina B., 25 Jahre, London:

„Ich habe das Tagebuch pflegen noch nie kontinuierlich mehr

140

als einen Monat hinbekommen. In über 13 Jahren der für mich bei weitem nervigste Part am Diabetes, da ich meist zu beschäftigt mit anderen Dingen bin. Ich bin sooo dankbar, dass ich mit dem USB Link Messgerät und der Pumpe zumindest ein elektronisches Tagebuch mit Insulin und Werten habe. Allerdings muss ich zugeben, dass ich immer automatisch bessere Werte hatte, wenn ich gewissenhaft Tagebuch geschrieben, bzw. ein entsprechendes Programm benutzt habe. Es ist eben doch ein Unterschied, ob man aktiv über den Blutzuckerverlauf der letzten Tage / des Tages nachdenkt, oder nur Daten aus dem Gerät lesen lässt... Wenn ich es gemacht habe, dann eigentlich nur, weil mal wieder ein Pumpenfolgeantrag anstand und die Krankenkasse meine (nicht vorhandenen) Tagebücher wollte."

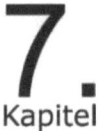

7.
Kapitel

Zucker und andere Schwierigkeiten

Dezember, eine eigentlich eher ruhige und besinnliche Zeit. Es waren noch gut zwei Wochen bis Weihnachten, und die Vorbereitungen liefen auf Hochtouren. Wie jedes Weihnachten, seit Damians Geburt, würden wir wieder bei uns im Kreise von Familie und Freunden feiern. Weihnachten ist eines der Traditionsfeste schlechthin, und so war und ist es natürlich auch bei uns. Jedes Jahr gibt es dasselbe zu essen, und dieselben Abfolgen des Tages. Jedoch waren wir aus irgendwelchen Gründen mal wieder extrem spät mit den Geschenken. Wir wollten am Wochenende Damian bei seiner Oma parken und dann zusammen in das nahegelegene Center fahren, um endlich alles Fehlende zu besorgen und hinter diesen Teil der To-Do Liste einen Haken machen zu können. Soweit zur Theorie. Die Praxis kam dann doch anders.

Es war Freitag und Damian war irgendwie nicht gut drauf.

Normalerweise freute er sich immer auf den Freitag, denn das war der Abend, an dem er aufbleiben durfte bis Papa von der Arbeit kam. Sebastian arbeitet sehr viel, gerne auch Mal an sechs Tagen die Woche. Auf Grund des Ladengeschäftes ist er an dessen Öffnungszeiten gebunden und im Zuge dessen immer erst so gegen zwanzig Uhr zu Hause. Unter der Woche schlief Damian da immer schon, freitags jedoch nicht. Und so freute Damian sich jede Woche auf diesen Tag und genoss es, mit uns Großen zu Abend zu essen. Nicht so an diesem Freitag. Damian war schlecht gelaunt und nichts passte ihm. Er zeigte das Bild eines klassischen quengeligen Kindes. Um sechs fragte er dann, ob er schlafen gehen dürfte. Ja, sie haben richtig gelesen, er bat um Erlaubnis, ins Bett gebracht zu werden. Immer ein schlechtes Zeichen, denn jeder der Kinder hat, weiß, dass diese im Normalfall alles daran setzen, um noch ein kleines bisschen mehr Zeit rauszuschlagen. Ich prüfte also gleich Zuckerwert und Körpertemperatur. Alles war gut, aber was hieß das schon. Schnell könnte sich das ändern. Damian wollte auch unter keinen Umständen etwas zum Abendessen haben, und so gab ich nach ein paar Überredungsversuchen nach und brachte unseren süßen Süßen in sein Bettchen. Sebastian war selbst ein bisschen geknickt, als ihn sein Sonnenschein heute nicht freudestrahlend begrüßte, da er sich natürlich auch auf den Freitag und das gemeinsame Essen freute. Es war zwanzig Uhr und so bat ich Sebastian, der nach Damian sehen wollte gleich mal mit Zucker zu messen und zu fühlen, ob er warm war. Sein Zucker war gestiegen und hatte jetzt die zweihunderter Marke überschritten, zudem hatte er erhöhte Temperatur. Das Kind schlief tief und fest und dennoch entschieden wir, ihm besser eine Korrektur zu spritzen, um seinen Zucker zu senken. Wir wollten versuchen, ihn nicht aufzuwecken und die Spritze zu geben, während er schlief. Zuckermessen machten wir auch jede Nacht ohne ihn dafür zu wecken und er bemerkte es gar nicht. Hoffnungsvoll, dass es beim Pen ebenso sein würde bereiteten wir alles vor, vergewisserten uns noch einmal, dass wir den richtigen Korrekturfaktor zu Grunde gelegt hatten und machten uns auf die Suche nach einer Stelle, an der wir eine Bauchfalte halten wollten, um dann zu spritzen. Bis dahin lief alles gut. Doch in dem Moment, als Sebastian den Pen ansetzte, versuchte Damian sich zu drehen, was natürlich nicht gelang, da er ja von uns gehalten wurde. Die Nadel des Pens kratzte über sein Bäuchlein und er war wach. Er hatte sich so dermaßen erschreckt, dass er schrie wie am Spieß. Sebastian hatte zwar den Insulin-Pen so schnell er irgend reagieren konnte weggezogen, aber da Damian uns völlig unvorbereitet erwischt hatte, gab es doch einen kleinen Kratzer. Es dauerte eine Weile, bis wir ihn beruhigt hatten. Darüber wundern darf man sich eigentlich nicht. Wie erschrocken wären wir, würden uns im

Dunkeln zwei Gestalten, vermutlich nur schemenhaft zu erkennen, aus dem Schlaf reißen, von denen die Eine einen festhält, während der Andere einen mit irgendetwas pieken will. Keine tolle Vorstellung, das wurde uns schlagartig klar. Somit gelobten wir noch am Bett Besserung und versprachen, dass wir ihn nie wieder würden versuchen zu spritzen, ohne ihn zu wecken und es ihm folglich mitzuteilen. Manchmal ist halt ein gigantischer Unterschied zwischen gut gemeint und gut gemacht. Es dauerte noch gut eine halbe Stunde, bis wir ihn dann letztendlich korrigieren durften.

Am nächsten Morgen ging es ihm leider nicht wirklich besser. Der Zucker war nur unwesentlich gesunken und das Frühstück kam genauso schnell wieder heraus, wie er es gegessen hatte. Dazu gesellte sich dann noch leichtes Fieber. Die arme Maus hatte es echt übel erwischt. Eine Magen – Darm - Verstimmung vom feinsten und das erste Mal, seit Ausbruch der Krankheit, dass er sich einen Infekt eingefangen hatte. Wir waren dezent überfordert, aber zu sehr in unser Tun vertieft, als dass wir es in diesem Moment realisierten. Damian wurde ins Bett gesteckt, ein Notfalleimer neben dran gestellt und während Sebastian sich durch unser Teesortiment wühlte, um ein geeignetes Produkt zu erwählen, legte ich mich zu Damian und las ihm vor. Noch bevor Sebastian mit dem fertigen Tee ins Zimmer kam, war der süße Süße eingeschlafen. Und da Schlaf bekanntlich die beste Medizin ist, ließen wir ihn gewähren und schlichen nur ab und an in sein Zimmer um seinen Zucker zu bestimmen. Der Wert stieg zusehends und bald hatten wir die 300 mg/dl geknackt. Nichts, worauf man stolz sein könnte, aber da wir noch innerhalb der vier Stunden Spritzabstand lagen, war es uns nicht möglich zu korrigieren. Wir konnten uns auch beim besten Willen nicht daran erinnern, für eine solche Situation irgendwelche Anweisungen oder Tipps bekommen zu haben. Ergo handelten wir intuitiv. Wichtig war jetzt, dass es der Maus schnell besser ginge, dann würden wir uns um seinen Zucker kümmern. Es war ein langer Tag und eine noch längere Nacht. Bis zum Abendessen wollte keine feste Nahrung im Kind bleiben. Dann ein erster Erfolg. Der Zucker war zwar in der Zwischenzeit bei 400 mg/dl angekommen, jedoch schien der Zwieback im Magen zu bleiben. Auch der Salbeitee suchte sich nicht gleich wieder einen Weg in die Freiheit. Dafür stieg das Fieber auf über 40 Grad in der Nacht, so dass wir Wadenwickel machten, um seinem Körper etwas Entlastung und Abkühlung zu ermöglichen. Morgens, um acht, dann die Erleichterung, das Fieber war gesunken. Auch wollte Damian freiwillig etwas essen, ein gutes Zeichen. Der Zucker hatte sich bei 480mg/dl eingependelt. Im Krankenhaus hatten wir Ketone Messstreifen bekommen, dazu nur den Hinweis, dass auf der Packung stünde, wie sie zu verwenden wären. Vielleicht der

Moment sie mal zu benutzen. Vor lauter Übergeben waren wir die ganze Zeit nicht auf den Gedanken gekommen, diese zu nutzen. Wozu auch, wussten wir doch gar nicht recht, wie wir dann verfahren sollten. Ob man uns wirklich nicht informiert hatte, oder wir es einfach vergessen hatten, kann ich im Nachhinein nicht mehr mit Sicherheit sagen. Vermutlich ein bisschen von beidem. Der Ketone Test zeigte ++ und da wir nicht genau wussten, wie wir damit umgehen sollten notierten wir es erst mal in unserem schlauen „Vortagebuch" und wollten dazu dann den Arzt befragen. Jetzt wollten wir uns erst einmal auf den Zuckerwert konzentrieren, damit dieser wieder den Weg nach unten fand. Damian suchte sich ein Frühstück aus und wir berechneten dieses nicht nur etwas großzügiger, sondern gaben auch das Maximum an Broteinheiten für eine vormittägliche Zwischenmahlzeit mit ab. Dazu natürlich die entsprechende Korrektur, die ein Wert knapp unter 500 mg/dl mit sich bringt. Noch nie hatten wir den Pen so hoch aufdrehen müssen und Damian entwickelte wieder diesen angsterfüllten Blick. Jedoch reichte ihm eine kurze Erklärung, dass es so viel sein musste, damit es ihm nicht wegen dem hohen Zucker noch schlechter gehen würde und er ließ die Prozedur über sich ergehen. Als wir eine Stunde später den Blutzucker bestimmten lag dieser bei 420 mg/dl. Sicher, noch immer viel zu hoch, aber die Tendenz stimmte. Zwei weitere Stunden später lag Damian nur noch bei knapp über 200 mg/dl. Stunde zu Stunde ging es ihm besser, er trank freiwillig viel und keine Nahrung wollte unaufgefordert entweichen. Nicht nur, dass wir ihn nachmittags wieder auf einem normalen, gesunden Zuckerwert hatten, auch die Nacht war um einiges ruhiger. Alles stabilisierte sich wieder, und auch eine weitere Ketone Bestimmung zeigte Besserung. Dennoch wollten wir am Montagmorgen zur Sicherheit den Doc anrufen. Schon komisch, dass man immer am Wochenende von Krankheiten gequält wird. Der Magen – Darm - Infekt war zum Glück schnell voll in unserem Griff und bezog sich nach dem Wochenende nur noch auf den Darm.

Als wir am Montag mit unserem Arzt sprachen, und ihm berichteten, was alles vorgefallen war, sowie die sich daraus resultierenden Fragen stellten, bestärkte uns dieser in unserer Vorgehensweise. Zudem klärte er uns – nochmal - über Ketone und die möglichen Folgen auf. Kein angenehmes Thema und auch keines, dass man unterschätzen sollte, dennoch aber eines, das oft auch zu Überreaktionen führt. Doch was ist das – Ketone oder auch „der Ketonkörper"? Wo kommt er her und was hat dieser mit Ketoazidose, sprich Übersäuerung des Körpers, zu tun? Das möchte ich gerne an dieser Stelle versuchen zu erklären.

Zuerst einmal sei festgehalten, es gibt nicht „den Ketonkörper". Ketonkörper ist ein Begriff, mit dem verschiedene Stoffe zusammengefasst werden. Es handelt sich um Azeton, Azetessigsäure und Beta-Hydroxybuttersäure. Diese entstehen beim Abbau von Fettsäuren und lassen sich normalerweise in nur sehr geringen Mengen in Blut und Urin nachweisen. Oft kommt es bei einer schnellen Gewichtsabnahme zu einer erhöhten Anzahl Ketonkörper, welches jedoch an sich nicht bedrohlich ist, da sie von Muskulatur und Fettgewebe als Energiequelle genutzt werden können. Besteht jedoch ein Mangel an Insulin, wird - wenn überhaupt - nur ungenügend Glukose aus dem Blut in die Zellen geschleust. Dieses Defizit gleichen die Zellen durch eine vermehrte Fettverbrennung aus, durch welche dann die Ketonkörper als ein Abfallprodukt entstehen. Ohne Insulinzufuhr, welches der Schlüssel für die Körperzellen ist, um Zucker aus dem Blut zu verwerten, kann es zu einer so genannten Ketoazidose kommen – eine schwere Übersäuerung des Körpers. Eine Ketoazidose kann unbehandelt zu einem diabetischen Koma führen, eine tiefe Bewusstlosigkeit, die zudem im Extremfall Nieren-, Kreislauf- und Herzversagen begünstigen könnte. Wird sie hingegen rechtzeitig erkannt, bekommt man mit einer ausreichend abgegebenen Portion Insulin und dem Genuss von sehr viel Wasser alles wieder gut in den Griff. Ketonkörper sind folglich ungleich einer Ketoazidose. Sie könnten dazu führen, jedoch nur in seltenen Fällen. Es gibt einige Warnzeichen für eine

Ketoazidose, die neben einem massiv erhöhten bis hohem Blutzuckerwert von 250 mg/dl aufwärts und dem typischen Azeton Atem, vergleichbar dem Geruch fauler Äpfel, auftreten. Zusätzlich zu den zwei eben genannten fixen Symptomen leiden Betroffene in sehr vielen Fällen zusätzlich an Übelkeit, Erbrechen und Bauchschmerzen. Zusammenfassend halte ich also fest, dass Ketonkörper nicht immer gleich in einer Ketoazidose enden.

Eine Ketoazidose bedingt immer eine vorausgehende Hyperglykämie, sprich Überzuckerung, welche nicht durch die Abgabe von Insulin behandelt wurde. Sie entwickelt sich in der Regel langsam, über Stunden oder Tage. Nur, wenn ein Überzucker NICHT in Form von einer Insulinkorrektur behandelt wird, kommt es zur Bildung von Ketonkörper, welche wiederum ohne weitere Insulinzufuhr zu einer Ketoazidose führen können. Nur, weil also ein Wert aus der Reihe tanzt ist nicht gleich mit dem schlimmsten zu rechen. Wichtig ist, bei einem Überzucker, viel trinken und den Wert zeitnah korrigieren. Zudem spätestens nach zwei Stunden erneut den Blutzucker messen. Sollte dieser nicht gesunken sein, ist es für Pumpenträger wichtig, zu überprüfen, ob die volle Funktionsfähigkeit gegeben ist. Unter Umständen hilft ein Katheter- oder Patchpumpenwechsel, um der Situation wieder Herr zu werden. Sollte nach drei bis vier Stunden kein Sinken des Blutzuckerspiegels erkennbar sein, sollten auch Pumpenträger unbedingt auf den Pen oder eine Spritze zurückgreifen um sich entsprechend Ihrem Insulinplan zu korrigieren.

Sinken die Werte innerhalb von fünf Stunden nicht ab, so sollte man einen Ketonetest in Betracht ziehen. Die klassischen Ketonetests bestehen aus einem Streifen, auf den man einen Tropfen frischem Urin geben muss. Vergleichbar mit einem Schwangerschaftstest. Also weder sonderlich schwierig, noch schmerzhaft. Die Zeitspanne von fünf Stunden rührt daher, dass Ketone im Urin oft erst mit einer Verzögerung von mehreren Stunden messbar werden. Eine Messung über das Blut gibt zwar schneller Aufschluss über eventuelle Ketonkörper, doch werden diese Messgeräte, sowie die dazugehörigen Streifen nicht von allen Diabetologen verschrieben.

Der Grund liegt vermutlich darin, dass ein regelmäßiges Bestimmen des Blutzuckers und ein dem Wert angepasster Umgang mit Insulin diese Geräte für den Normalhaushalt überflüssig machen. Messstreifen für den urinalen Test sind an sich vollkommen ausreichend und werden demzufolge auch nahezu immer verschrieben. Diabetes Typ 2 Patienten haben übrigens nur super selten, bis gar nicht mit dem Problem einer Ketoazidose, gekoppelt mit tiefer Bewusstlosigkeit, zu tun. Denn solange Insulin im Körper ist, tritt eine solche eigentlich nicht auf.

Es gibt verschiedene Gründe, warum es mal zu einem hohen Blutzucker kommt. Verrechnen, verschätzen, oder durchaus auch die Insulinabgabe gänzlich vergessen, sind die Hauptursachen. Nicht immer muss es dabei zur Bildung von Ketonkörper kommen. Es wird von mehreren Seiten dazu geraten, einem hohen Blutzucker durch eine Insulinkorrektur nach dem individuellen Spritzplan gegenzusteuern, sowie viel zu trinken. Auch Bewegung kann helfen, insbesondere bei Kindern. Denn vergessen wir nicht, dass Zucker Energie bedeutet und somit viele Menschen mit einem erhöhten Zuckerwert auch einen entsprechenden Bewegungsdrang verspüren. Reguliert sich der Zuckerwert nicht, macht man nach einer entsprechenden Zeitspanne einen Ketonetest. Wenn der Wert im Bereich positiv (++/+++) liegt, gilt es schnell zu handeln. Trinken sie viel Wasser und vermeiden sie innerhalb dieses Bereiches körperliche Anstrengung. Spritzen Sie Insulin nach ihrem Behandlungsplan. NIEMALS ohne Rücksprache mit ihrem Arzt eine der im Internet zu findenden Faustformeln, wie 20 % des täglichen Insulinbedarfs, oder Ähnlichem. Fakt ist, jeder Typ 1 Diabetiker reagiert unterschiedlich. Jeder hat eine individuelle Einstellung. Es ist nicht sinnig, das Risiko einzugehen, von einer Hyperglykämie in eine Hypoglykämie zu fallen. Wer unsicher ist, sollte anstatt auf Internetplattformen zu fragen seinen Doc konsultieren, oder gegebenenfalls sogar per 112 Hilfe holen. Des Weiteren wird empfohlen im Bereich positiv (++/+++) nicht alleine zu bleiben. In so einem Fall nach Hilfe zu fragen, ist kein Zeichen von Schwäche, sondern eines von Stärke.

Abschließend zum Thema Ketonkörper und Ketoazidose bleibt für mich persönlich nur das Resümee, dass es weder richtig ist bei jedem erhöhten Zuckerwert gleich Ketone zu testen, noch es gänzlich unbeachtet zu lassen. Es gibt Anzeichen, die man nicht ignorieren sollte, und bei denen ein Messen auf Ketone Sinn macht. Aber nur weil der Wert mal erhöht ist, sollte man nicht gleich in Panik verfallen. Solange dieser nach einer zeitnahen Korrektur wieder sinkt, ist ein Ketonetest unnötig. Leidet der Betroffene unter einem Infekt oder ähnlichem, der im Zuge dessen einen höheren Insulinbedarf mit sich bringt, sollte man in jedem Fall engmaschiger den Blutzucker kontrollieren, um gleich gegensteuern zu können. In unserem Fall haben wir intuitiv richtig gehandelt und sind an einem diabetischen Koma vorbeigeschrammt, ohne es damals zu wissen. So komme ich dennoch nicht umhin einzugestehen, dass mir heute, beim Rekapitulieren dieses Erlebnisses die Nackenhaare zu Berge stehen. Auch wenn man das Thema Ketone und Ketoazidose nicht überbewerten und somit nicht bei jedem erhöhtem Wert gleich in Panik verfallen muss, so denke ich, das wir damals ein

Stück weit mehr Glück als Verstand hatten. Heute sind wir schlauer und wissen, dass sobald ein Infekt im Körper schaltet und waltet, die Gefahr der Ketonkörper und ihren eventuellen Folgen extrem erhöht ist. Die Kombination eines Infektes mit erhöhten Blutzuckerwerten sollte ein Sticksen auf Ketonkörper im Urin unabdingbar machen.

Fabiana Giulia P., 24 Jahre, Solingen:

„Ketoazidose? Ich bin im März deswegen fast umgekommen. Ich hatte enorme Schwierigkeiten meine Krankheit zu akzeptieren und nahm lieber den Tod in Kauf. Zwei Jahre besuchte ich keinen Arzt. Eines Abends verlor ich irgendwie die Kontrolle über meinen Körper, war wie komplett benebelt und wollte nur noch schlafen. Dennoch machte ich keinen Test und bin nicht ins Krankenhaus. Als ich zu der Bewusstseinstrübung noch Atemprobleme, sprich plötzlich kaum Luft bekommen habe, hatte ich Angst - ich hatte richtige Todesangst. Also habe ich mich aufgerafft und einfach 12 Einheiten gespritzt, mich hingelegt und bin eingeschlafen. Ich wusste, es liegt jetzt nur an meinem Körper. Entweder er schafft es oder ich würde sterben. Es war mir eine Lehre. Seitdem gehe ich wieder zum Arzt und bin auf dem besten Wege. Ich habe natürlich mega Folgeschäden erlitten da ich davor schon 3 Jahre kaum

gespritzt hatte. Angst vor einer weiteren Ketoazidose? Jein. Mit hohen Zuckerwerten hatte ich sonst nie Probleme. Seit diesem Vorfall wird mir bei 300 mg/dl schwindelig und der Tunnelblick fängt an. Eigentlich sehr gut, da ich jetzt extrem darauf achte. Mit meiner diesbezüglichen Offenheit konnte ich zum Glück schon viele warnen und helfen."

Yvonne B., 37 Jahre, Peine:

„Die ersten Mal 3-fachen Ketone hatten wir, als mein Sohn krank war und Cortison bekommen hat. Der Katheter war dicht, was ich damals nicht wusste. Sein Blutzucker lag bei 300 mg/dl. Ich habe in der Klinik angerufen und der Krankenpfleger erklärte mir, dass ich sofort Insulin mit der Spritze geben muss und zudem den Katheter wechseln sollte. Ich hatte das noch nie gemacht und wurde vom Pfleger mit den Worten „Das schaffen sie. Es ist alles einmal das erste Mal!" motiviert. Es war so furchtbar ich hätte heulen können, zumal wir anfangs immer zu zweit sein mussten beim Katheterwechsel. Ich rief meine Schwägerin an, die gleich kam, zog die Spritze auf und gab das angegebene Insulin ins Bein. Anschließend wechselten wir den Katheter und alles wurde wieder gut. Das war der blanke Horror für uns alle. Vor ein paar Tagen war der Katheter die Nacht rausgegangen mit dem Ergebnis eines Zuckers am Morgen von 300 mg/dl und einem

Ketonwert von 3,8. Neuer Katheter, doppelte Korrektur, viel trinken und es wurde wieder alles gut. Ohne Panik! Es war nicht schön, aber die Panik wie am Anfang war nicht mehr da!"

Kinderparadies

Die Feiertage hatten wir geschafft und ein wirklich besinnliches Fest erleben dürfen. Zugegeben, die Flut der Geschenke war in diesem Jahr für unseren süßen Süßen exorbitant angeschwollen, so dass wir sogar die Couch verschieben mussten, um allen Päckchen Platz zu gewähren. Aber wenn wir ehrlich sind, hätte uns das nicht wundern dürfen. Nicht nur, dass wir, sprich Eltern, Großeltern, Urgroßeltern, Tante, Onkel, Paten und Nachbarn das Bedürfnis gehabt hatten, wirklich jedes Teil und sei es nur ein paar Socken einzeln einzupacken, nicht dass das Kind am Ende zu wenig zum Auspacken haben würde. Es haben auch alle irgendwie ihre Betroffenheit über die vergangene Zeit mit dem Kauf diverser Dinge kompensiert. Um bei der Wahrheit zu bleiben, keiner von uns konnte sich von einem solchen Verhalten freisprechen. Jeder war trotz der bisher schon vergangenen Zeit noch immer über das Schicksal, dass so ein kleiner Junge fortan erdulden musste, erschüttert. Während uns allen spätestens beim Blick unter den Weihnachtsbaum klar wurde, dass wir dezent übertrieben hatten, war es für Damian ein Abend im Schlaraffenland. Das oder besser sein Kinderparadies in unserem Wohnzimmer.

Sicher, nicht gerade die schlaueste Art dem Diabetes zu

begegnen, aber wir sind alle nur Menschen. Und Familie reagiert oft erst emotional, bevor sie rational an eine Sache rangeht. Damian war und ist unser Sonnenschein, und auch wenn wir alle sofort wussten, wie sehr wir übertrieben hatten, so war es doch auch Balsam für unsere Seele.

Monika B., 48 Jahre, Bern:

„Bei uns hat das Verwöhnen direkt im Krankenhaus angefangen. Unser Sohn (12 Jahre) hat diverse Geschenke dort bekommen (nicht nur von uns) und dann zu Weihnachten das teure Handy, welches es sicher sonst nicht gegeben hätte ... inzwischen hat sich das aber wieder gelegt und es gelten wieder die gleichen Regeln wie vor dem DM. "

Janina K., 38 Jahre, Berlin:

„Bei unserer Tochter (5 Jahre) ist DM in unserem Urlaub in Ägypten ausgebrochen. Ich fand es sehr, sehr lieb und nicht selbstverständlich, dass uns einige Einheimische dort regelmäßig besucht haben und von ihrem wenigen Geld, das sie selber hatten, wirklich schöne Geschenke für unsere Maus mitgebracht haben! Kaum in Deutschland im Krankenhaus angekommen, wurde sie von Freunden und Verwandten mit Geschenken förmlich überflutet. Mittlerweile versuchen wir sie

normal zu behandeln. Wie soll sie sonst jemals lernen Werte zu schätzen, wenn immer alles sofort und im Überfluss vorhanden ist. Ich musste kurz nach Ausbruch von DM beruflich zwei Wochen weg, was für mich schrecklich war. In dem kleinen Ort in dem ich war habe ich bereits am 1. Tag im Schaufenster kleine, total schöne Taschen gesehen. Am 3. Tag bin ich in diesen Laden gegangen und musste feststellen, dass sie für ihre Pumpe leider nicht geeignet sind, aber die Dame sagte mir, ich solle die Schneiderin doch mal anrufen und hinfahren. So lernte ich eine wundervolle Frau kennen, die selber gerade eine schwere Krankheit überwunden hatte und fühlte mich plötzlich dort nicht mehr so allein. Sie zauberte über Nacht, extra für unsere Maus, zwei wunderhübsche Pumpentaschenunikate. Unsere Tochter trägt sie noch heute. Es sind die kleinen Dinge im Leben, die uns glücklich machen und durch die wir wundervolle Menschen kennen lernen. Durch DM sind Bekannte zu Freunden geworden und näher ran gerutscht und einige entfernen sich bewusst/unbewusst immer mehr. "

Ungeschickt ...

Mittagessen, und nach all den Festmahlen an den Feiertagen stand uns der Sinn nach ganz simplen Nudeln mit Hackfleischsoße. Wie immer kochten wir zusammen mit Damian und freuten uns auf das leckere Essen. Die Nudeln würden gleich ins kochende Wasser gleiten und während der Geruch nach leckerer, mit ganz viel Liebe zubereiteter Soße den Raum erfüllte, war für Damian wieder der Moment der Wahrheit gekommen. Das Zuckermessen stand an, damit wir das Insulin für das Essen berechnen und abgeben konnten. Der ganze Vorgang des Messens war Damian in Fleisch und Blut übergegangen. Er machte das einfach großartig. Ab und an vergaß er erst den Messstreifen in das Gerät zu stecken und sich dann in den Finger zu pieken, aber solange das, dass einzige Problem war - damit konnte man leben. An die Schranktüren unseres Sideboards im Wohnzimmer, sowie am Kühlschrank hatten wir je einen Zettel gehängt, auf dem neben der digitalen, die arabische Zahl stand. Wir brachten Damian so nach und nach bei seinen Zuckerwert selber abzulesen. Ja, er war erst vier. Aber bis zehn zählen war eine seiner leichtesten Übungen. Und mehr brauchte er nicht. Stand auf dem Messgerät beispielsweise die Zahl 85 mg/dl, so nahm er es, ging zu einer der Listen, guckte nach wie die digitale Zahl, als arabische Ziffer aussieht und erklärte uns dann, dass sein Zuckerwert 8 und 5 sei. Da er immer zuerst die vordere, dann die hintere Zahl angab, konnten wir uns somit die 85 leicht zusammenreimen und Damian war extrem stolz, dass er nicht nur alleine messen, sondern uns auch den Wert sagen konnte, ohne dass wir gleich zu ihm gerannt kamen, um die Zahlen des Gerätes abzulesen. Dieser Vorgang ist wieder nur eine Kleinigkeit, der aber Damians Selbstvertrauen mit jedem Mal positiv beeinflusste. Ein Vorgehen, das man insbesondere mit kleinen Kindern sehr leicht zu Hause üben kann und die Basis dafür bildete zu wissen, bei welchem Wert er wie zu reagieren hatte. Doch das würde der nächste Schritt werden. Wir beließen es erstmal dabei, dass Damian lernen sollte, selber in der Lage zu sein, seinen Blutzuckerwert abzulesen. Natürlich haben wir ihn gerade am Anfang immer kontrolliert, aber so, dass er es nicht merkte. Zum Beispiel war der Klassiker der Kontrolle ein fragender Blick von uns und dann „Wie war das? Was hattest Du eben gesagt sei Dein Zucker? Ich hab es doch schon wieder vergessen." Während dieses - mal wieder subtilen - Täuschungsversuches ging der Griff zum Messgerät und somit zur getarnten Kontrolle. Ein riesen Vorteil, dass er noch so klein war. Ein schulpflichtiges Kind hätte uns vermutlich schnell durchschaut und einen Vogel gezeigt.

Nachdem Damian nun seinen Wert ermittelt und benannt hatte, rechneten wir schnell das Essen aus. Meist ging das absolut zackig, und falls wir einmal auf dem Schlauch standen, lag seit Ausbruch der Diabetes neben der Waage immer ein Block, ein Stift und ein Taschenrechner. Die einen schmücken ihre Arbeitsplatte mit Gewürzen oder formschönen Salz- und Pfefferstreuern, wir eben mit anderen, für uns praktikableren Dingen.

Die Sache mit dem Spritzen war mittlerweile auch voll in unserem Alltag integriert und lief mehr nebenher. Damian wusste genau, wenn Mama oder Papa die Spritze aufdrehten, musste er seinen Pulli lupfen und an einer schönen Stelle am Bauch eine Falte halten. Spritzen traute er sich noch nicht, aber im Bauchfalte halten war er ganz groß. Sicher, wir hielten sie dann beim Insulin abgeben immer mit fest, doch dadurch konnte er, wenn er wollte seine Hand jederzeit wegnehmen und mit uns zusammen zum Beispiel das Insulin aus dem Pen drücken. Das Spritzen selber ist nicht kompliziert, oder schwer umzusetzen. Es kostet Überwindung, immer und immer wieder. Und so weit war Damian noch nicht. Musste er auch nicht sein, schließlich war er gerade mal vier Jahre alt. Das was er schon alles alleine meisterte war klasse und bot uns immer weitere Grundlagen um darauf aufzubauen.

Jetzt waren wir aber beim Spritzen der Insulineinheiten für das

Mittagessen. Und auch wenn es eigentlich immer super klappte, fabrizierten wir heute einen Fauxpas. Ich machte die Spritze fertig, Damian hielt seine Bauchfalte, wir setzten an, piekten und ich begann langsam das Insulin rauszudrücken. Sebastian fragte mich etwas und ich widmete ihm einen kurzen Blick. Das war mein Fehler. Während ich den Kopf hob und zu ihm wand, schien ich unbemerkt meine Hand mit angehoben zu haben, so dass die Nadel des Pens rausrutschte. Damian bemerkte es sofort und machte mich in dem Moment darauf aufmerksam, als auch mir das Malheur auffiel. Sicher, so etwas kann passieren, und scheint für „Nicht-Betroffene" doch eigentlich nicht wirklich erwähnenswert, jedoch birgt dieses kleine Missgeschick ein etwas größeres Problem. Die Quizfrage lautete nun nämlich, wie viel Insulin ist im Kind gelandet? Sollten wir sofort noch etwas nachgeben und wenn ja, wie viel? Es war das erste Mal, das uns so etwas passiert ist, und wie bei allem ist das erste Mal immer am schlimmsten. Typisch Mama, machte ich mir gleich erstmal Vorwürfe. Nicht das die das Problem beseitigen würden, aber ich war einfach zu sauer auf mich selber, als dass ich diese Selbstgeißelung sein lassen konnte. Auch die Aussage von Sebastian, dass ihm das vermutlich auch passiert wäre schmälerte meine Schmach nicht im Geringsten. Doch schnell musste ich mich wieder fangen, denn erstens wollte ich Damian nicht die neuesten Flüche beibringen und zweitens galt es zu überlegen, was wir jetzt tun sollten. Wir hatten wirklich keine Ahnung, wie viele Broteinheiten ich tatsächlich abgegeben hatte, und so entschieden wir uns nach kurzem hin und her Damian anstatt der geplanten Portion Nudeln nur drei- viertel davon zu essen zu geben und ihm sollte er dann noch Hunger haben noch ein paar Minisalamis als Nachschlag geben. Zudem würden wir die nächsten 4h einfach etwas engmaschiger den Blutzucker kontrollieren, da wir uns nun auf einer Gratwanderung zwischen Unwissenheit und Schätzen befanden. Ein kleiner Vorfall, der sicher noch öfter vorkommen könnte und bei dem wir das nächste Mal schon selbstsicherer agieren würden. Sicher, es handelte sich um eine blöde Unachtsamkeit, die vermieden hätte werden können. Doch muss man auch sagen, dass wir alle nur Menschen sind. Fehler passieren und wir lösen daraus eventuell entstehende Probleme nicht mit Schuldzuweisungen, sondern nur durch entsprechendes handeln.

Cecilia L., 33 Jahre, Bayern:

„Uns ist das auch schon passiert. Wir messen dann zwei Stunden später nochmal. Dann entscheiden, ob wir nochmal etwas geben oder ob er ein bisschen "Sport" macht. Passiert

das Rausrutschen der Nadel bei der Abgabe des Basalinsulin machen wir nichts."

Heike G., 38 Jahre, Hürth:

"Wir haben sechs Monate lang gespritzt. Die paar Mal, wo mein Sohn (damals 6 Jahre) es selbst versucht hat, ist die Nadel wirklich immer rausgerutscht. Er ist der rechtshändigste Rechtshänder der Welt und kann mit der linken Hand (obwohl diese völlig gesund ist) nicht viel anfangen, nicht mal eine Hautfalte halten."

Ein weiterer Klassiker ist das schlichte Vergessen der Insulinabgabe. Ja, richtig, das sollte nicht passieren, aber dennoch geschieht es. Auch in unserem Haushalt kam es schon vor, dass wir, aus irgendwelchen Gründen vergessen haben, Insulin abzugeben. Die Ursachen hierfür können ganz verschieden sein. Ein eingehender Telefonanruf, ein kleiner Unfall im Haushalt oder auch schlicht das Vertrauen darauf, dass der Partner die Abgabe getätigt hat. Zum Glück stellt das Vergessen einer Dosis kein Drama dar. Spätestens, beim nächsten Kontrollieren des Blutzuckers, fliegt diese ungewollte und unerwünschte Unachtsamkeit auf und schlägt einem oft mit brachialer Gewalt vor den Kopf. Der Moment, in dem das

Messgerät mit seiner direkten und absolut nicht zu leugnenden Art den Benutzer scheltet, ohne sprechen zu können.

Technik kann uns Menschen nicht erziehen? Ich würde diese Aussage so nicht zwingend unterschreiben. Aber zum Glück reden wir hier von einem Missgeschick, dem man durch eine entsprechende Korrekturabgabe an Insulin schnell begegnen kann, ohne dass es zu schlimmen Auswirkungen kommt. Bedingung ist und bleibt natürlich diszipliniert, in regelmäßigen Abständen, den Zuckerwert zu bestimmen.

8.
Kapitel

Öfter mal was Neues

Das Jahr neigte sich dem Ende zu und das Folgende rückte unaufhaltsam näher. Der 31. Dezember war bisher immer unser freier Abend, an dem wir entweder auf einer Party mit unseren Freunden, oder mittels eines speziellen Events ins neue Jahr rutschten. Gerade in diesem Jahr war dieser Abend für uns wichtiger denn je. Die letzten Monate war sehr viel passiert und unser Leben drehte sich noch immer primär um den Diabetes. Sicher, wir hatten ihn ganz gut im Griff. Aber neben den immer wieder kehrenden Ereignissen, in denen wir schlicht von unserer eigenen Unsicherheit überrannt wurden, steckten uns diese ganzen Beleidigungen und Vorurteile, die wir immer und immer wieder zu hören bekommen haben, in den Knochen. Ich meine hier nicht die Fragen, ob sich die Krankheit mit der Zeit noch verwächst, oder ob Damian jetzt keinen Zucker mehr essen darf. Auch wenn diese Fragen zugegeben irgendwann ein bisschen nerven, so sind die Fragenden meist willens, sich die Erklärung in Bezug auf Autoimmunkrankheit und der Tatsache, dass ein Diabetiker alles Essen darf, solange er seine Mahlzeiten berechnet und sich entsprechend Insulin abgibt, anzuhören. Schlimm sind die von Vorurteilen geprägten Menschen, die sich nicht belehren lassen wollen. Die mit einer Inbrunst der Überzeugung nicht davon abweichen, dass wir oder Damian selbst, schuld an der Erkrankung sind. Menschen, die meinen sie könnten nicht verstehen, dass mein Mann bei unserem Kind und mir bliebe, wo ich doch vermutlich dem Kind so viel zu naschen geben würde, dass er davon krank geworden ist. Ja, auch das sind Kommentare, denen man sich, wenn man Pech hat, immer und immer wieder stellen muss. Zudem gaben wir uns zwar die größte Mühe, dass nicht der Diabetes, sondern wir die Bestimmter unseres Lebens sind, doch ist das ein Lernprozess, in den man reinwächst. Wie bei der Kindererziehung gibt es keine Broschüre in der steht, was zu tun ist, damit ihr Sprössling ein erfolgreicher Akademiker wird, oder aber auch ohne Folgeschäden auf Grund der DM sein Leben bestreiten kann. Somit haben wir zwar alles daran gesetzt, dass für Damian das Leben möglichst normal weiterlief, wir selber als Paar sind jedoch durchaus auf der Strecke geblieben. Zum Glück führen wir eine intakte Ehe, so dass wir uns die ganze Zeit selber bestärkten anstatt durch

Unsicherheiten in Streitmuster zu verfallen. Dennoch sollte dieser Silvesterabend der erste werden, bei dem wir mit Freunden und einer Party versuchen wollten einfach mal ein paar Stunden abzuschalten und wie früher den Abend zu genießen. Sicher, Damian hatte mittlerweile auch schon zwei Mal bei seiner Oma, genauer gesagt meiner Mutter genächtigt, doch hatten wir uns nicht getraut an diesen Abenden etwas zu unternehmen. Wir waren zu Hause in der Nähe des Telefons geblieben. Heute sollte es also das erste Mal anders sein. Wir brachten unseren süßen Süßen um 18 Uhr zu Oma und Opa, und machten uns dann selber fertig um auf die Party zu gehen. Auch wenn wir uns freuten, einen Abend fern ab von Küchenwaagen, Nadeln und Mathematik zu verbringen, so schwang dennoch die Sorge mit. Damit wir uns richtig verstehen, ich hatte keine Bedenken, dass das Kind bei meinen Schwiegereltern schlecht aufgehoben sei. Ich hatte Bedenken, dass wir als Eltern notfalls nicht schnell genug reagieren würden, nicht präsent wären. Vielleicht das Handy, welches für den Rest des Abends immer in meiner Nähe bleiben würde, nicht zu hören und meinen Schwiegereltern in Notfall nicht gleich mit Rat und Tat zur Seite stehen zu können. Ich wollte auf der einen Seite diesen Abend genießen, hatte aber auf der anderen Seite eine fast nicht beschreibbare Angst, dass ich etwas verpassen würde. Etwas, was ich noch lernen könnte oder müsste, im Umgang mit der lästigen Zecke und meinem süßen Süßen. Als Eltern eines an Diabetes erkrankten Kindes, können sie vermutlich nachvollziehen, was ich meine. Für alle anderen kann ich es vielleicht etwas verdeutlichen, in dem ich sie bitte, sich vorzustellen, dass sie genau den Kniff verpassen, mit dem sie ihr Kind stärken können für die böse, weite Welt. Sicher, heute weiß ich, dass das Blödsinn war. Aber damals war es ein Moment des Abnabelns, der wichtig aber doch auch schwer war. Und natürlich haben wir beide, Sebastian und ich, den Abend bei und mit unseren Freunden sehr genossen. Und auch Damian kam voll auf seine Kosten. Oma und Opa verwöhnten ihn mit leckerem Raclette, Eis und Saft. Sogar etwas Fernsehen war für ihn drin und natürlich durfte er länger aufbleiben. Der Blutzucker lag nach dem kohlenhydratreichen Essen zwar bei 355mg/dl, doch würde das gespritzte Insulin erst noch seine Wirkung entfalten. Und genau so war es. Er blieb zwar die Nacht über erhöht, da hier sicher nicht nur die Nahrung, sondern auch die Aufregung eine Rolle spielten, aber da sein Zucker trotz allem kontinuierlich sank, wenn auch sehr langsam, gab es keinen Grund zur Beunruhigung.

Ich möchte unterstellen, dass auch Donate und Ulli den Abend genossen haben, denn was kann schöner sein, als die Gesellschaft unseres süßen Süßen.

Kerstin L., 44 Jahre, Hain-Gründau:

„Eine Mutter wächst mit ihrer Überforderung. Konfifreizeit, seit drei Wochen Typ 1 Diabetes und in der Jugendherberge kein Handynetz. Das bedeutet drei Tage leichte Panik bei Mama, aber mein Sohn hat das super gemanagt. Traut euren Süßen was zu, auch wenn es für das Mutterherz nicht immer einfach ist - los lassen ..."

Gaby K., 42 Jahre, Augsburg:

„Bei uns war es umgekehrt, da wir unsere Süße ja als Besuchskind überhaupt nur alle zwei Wochen sehen. Sprich das erste Mal auswärts fürs Kind war das erste Mal bei uns mit ihr. Für mich war das alles Neuland und ich habe versucht, mir über das Internet und Bücher Infos zu holen. Diese erste Nacht war sehr aufregend. Es ist alles super gelaufen, und von Mal zu Mal wusste ich besser Bescheid."

Stephanie S., 33 Jahre, Weißfels:

„Ich war aufgeregter als meine Tochter, als sie das erste Mal woanders geschlafen hat, und hab ständig aufs Handy gesehen, ob sie versucht hat, mich zu erreichen oder ob das Krankenhaus angerufen hat. Ich konnte kaum schlafen und war froh, als sie wieder zu Hause war, obwohl alles gut ging."

Marén L., 36 Jahre, Zell a. H.:

„Das erste Mal hat unser Sohn (8 Jahre) bei seiner Oma geschlafen und es war für alle sehr aufregend. Doch er hat dadurch wieder mehr Selbstvertrauen bekommen und für uns als Familie wurde klar, dass wenn man zusammenhält und jeder sein Bestes gibt, alles irgendwie ein Stückchen "normal" wird."

Körperpflege

Bevor ein Diabetiker etwas isst, sollte er Zucker messen, um möglichst genau unter Berücksichtigung des aktuellen Wertes bestimmen zu können, was er an eventuellen Korrekturen noch in die abzugebende Insulinmenge einzurechnen hat. Insbesondere bei Kindern sollte man darauf achten, dass diese sich vor dem Messen auch nochmal die Hände waschen und ordentlich abtrocknen. Stärke oder andere Zuckerreste die, wenngleich auch unsichtbar, noch an den Fingern kleben, können das Ergebnis verfälschen. Schließlich braucht man zur Blutzuckerbestimmung nur ein winziges Tröpfchen, bei heutigen Geräten oft unter einem mu. Auch wir haben Damian beigebracht, dass er nicht nur vor dem Essen, sondern auch danach Hände waschen soll. Sollte uns ein Wert einmal unwirklich erscheinen, so schicken wir ihn Hände waschen und kontrollieren dann erneut den Blutzucker. Alles eine einfache Sache, so sollte man meinen. Jedoch haben wir die Rechnung ohne die Industrie gemacht. Zu Besuch bei Damians Oma, schickten wir ihn vor dem Messen Hände waschen. Er wollte so gerne ein Eis und wie praktisch, so wohnen die Großeltern doch gegenüber einer Eisdiele. Sein Wert würde also wie immer seit Ausbruch der DM darüber entscheiden, ob es wirklich ein Eis gab, oder zum Trost ein bisschen Fleischwurst. Brav wie Kinder sind die etwas wollen, tat er wie ihm geheißen. Das Messgerät jedoch zeigte einen für uns unbegreiflichen Wert von über 350 mg/dl an. Sowohl Sebastian, als auch ich, waren irritiert. Wir hätten schwören können, dass wir am Mittag alles richtig berechnet hatten. Um unseren Unglauben zu demonstrieren, so als wenn wir das Messgerät und die angezeigten Zahlen erziehen könnten, schickten wir Damian erneut Hände waschen. Betonten sogar, dass er ja ordentlich mit Seife waschen sollte. Wieder war er ganz artig und tat wie verlangt. Die zweite Messung ergab jedoch einen fast identischen Wert. Das Messgerät lügt nicht. Auch wenn ich es nicht gerne zugebe, so kann man diesen technischen Dingern doch vertrauen. Wir erklärten Damian, was Sache war und dass wir selber momentan nicht wussten, warum sein Wert so hoch sei. Zudem zwangen wir ihn zwei große Gläser Wasser zu trinken. Erst eine halbe Stunde später kamen wir auf des Rätsels Lösung. Sie werden es kaum glauben, aber es lag an der Seife. Damians Oma hatte sich eine besonders gute Flüssigseife gegönnt – mit einer Spur Honig. Ich glaube nur wenige Lebensmittel enthalten mehr Zucker als Honig und somit waren nicht wir die Schuldigen, die sich verrechnet hatten, und somit Damian das Eis verwehren wollten, sondern eine Luxusseife. Diese fand sich selbst schnell im Müll wieder und ein ordentliches Händewaschen mit Spüli ergab einen Zucker von 84 mg/dl. Dem Eis stand also nichts mehr im Wege und Damians Oma kauft fortan nur noch bekannte Flüssigseifen, ohne auch nur den Hauch von Honig.

Jessica M., 28 Jahre, Rheine:

„Verfälschung des Blutzuckerwertes durch Kosmetik? Das kennen wir. Der Wert war so um die 300 mg/dl. Nach dem Händewaschen war er unter 180 mg/dl. Seitdem creme ich ihm nicht mehr die Hände ein. Es war übrigens eine Creme mit Ringelblumen-Extrakt, Vitamin A und Allantoin ... "

Wenn der Kopf ein Sieb ist ...

Es war endlich wieder Mai und das Wetter einfach nur ein Traum. Wir hatten den langen und schneereichen Winter gut überstanden und uns zudem mittlerweile ordentlich mit Damians Zecke, dem Diabetes arrangiert. Nicht der Diabetes bestimmte unser Leben, sondern wir übernahmen immer und immer weiter die Führung über die Gestaltung des selbigen. Jede Situation, jedes Problem wurde und wird zwar im ersten Moment und beim ersten Mal durchaus gerne zu einem kleinen oder größeren Drama, jedoch wächst man wirklich an jeder Herausforderung. Das Sprichwort lügt hier also nicht im Geringsten. Erfahrungen wiederholen sich und somit wurden wir in sehr vielen Situationen immer sicherer. Sehr hilfreich ist es, wenn man sich bewusst macht, dass ein zusätzliches Aufbauschen einer Problematik keinerlei Lösungsansätze bietet. Im Gegenteil, es kann eine Situation sogar verschlimmern. Angenommen, sie sind unterwegs und stellen fest, dass sie zu wenig Messstreifen dabei haben. Natürlich können sie erst einmal wild alle Taschen durchwühlen, ihren Inhalt auf umstehende Tische oder den Fußboden verteilen und mit Panik behafteter Stimme allen Umstehen klar machen, dass sie sicher sind, dass da irgendwo noch welche sein müssten. Ich verspreche Ihnen, mit so einem Verhalten stecken sie ganz schnell alle anderen in der Umgebung an. Und unter Umständen beginnt der ein oder andere in seinen eigenen Taschen nachzusehen, als hätten sie um ein Taschentuch gebeten.

Auch können sie ihren Partner beschimpfen, wie unachtsam er doch gewesen sei, dass er nicht vorher kontrolliert hat, ob genug Streifen in der Dose sind. Zugegeben, die wenigsten Eltern eines Diabetes betroffenen Kindes unter zehn Jahren würden es tun. Eine Option wäre auch, dem Kind vorzuhalten, dass es Verantwortung für seine Sachen übernehmen muss und vor der Abfahrt alle Utensilien noch einmal hätte kontrollieren sollen. Aber ganz ehrlich, das Ergebnis der Vorhaltungen und dem Kramen zwischen Lippenstiften, Tampons und Taschentüchern ist und bleibt dasselbe – keine Messstreifen. Vielmehr schaffen sie es ohne eine Lösung des Problems für eine kippende Stimmung beim Ausflug zu sorgen, ja vielleicht sogar einen Streit vom Zaun zu brechen. Empfehlen würde ich das nicht. Auch wenn es vielleicht ärgerlich sein mag, so bringt einen ein Rosenkrieg nicht weiter. Auch bei uns kam es in den letzten Monaten zu Situationen, in denen man einfach das ein oder andere mal zu Hause vergisst. Wir sind durchaus verantwortungsbewusste und liebende Eltern, jedoch sind wir auch nur Menschen. Anstatt also in Stress zu verfallen, der sich auf die Umstehenden überträgt hat sich gezeigt, dass eine kleine Unterbrechung des Ausfluges Wunder wirken kann. Dann flitzt man einfach schnell nochmal nach Hause und holt Nachschub. Ist man doch zu weit entfernt von zu Hause, hilft unserer Erfahrung nach, ein Besuch in der ansässigen Apotheke. Hilfsmittel bekommt man da meist rezeptfrei. Ein Krankenhaus kann auch aushelfen, und schwupps kann der Ausflug weitergehen. Ohne Stress, Streit und vermieser Stimmung. Im Gegenteil, sie werden sich immer an diesen Ausflug erinnern und sicher bald über ihre Schusseligkeit lachen können.

Thomas v. W., 30 Jahre, Isny:

„Vergessene Utensilien? Aus meiner Kindheit kenne ich die Reaktionen meiner Eltern, die war Streit und Diskussionen, warum niemand daran gedacht hatte. Ich hätte Trost gebraucht ...“

Margit R., 21 Jahre, Oberbrüden:

„Damals in der 6. Klasse im Schullandheim ging es wandern und der Lehrer sollte eigentlich immer mein Ersatzmessgerät dabei haben. Tja - ich habe meins im Hotel vergessen und er hat ans Ersatzgerät auch nicht gedacht. Dann standen wir da, ich zitternd und hab dann eben alles in mich rein gefuttert, im

Wissen unterzuckert zu sein. Die Wut auf den Lehrer war groß,
auch von meinen Eltern aus. Seine Worte waren eiskalt als er
erklärte, dass er auch nicht immer dran denken könne und ich
selber mein Zeug mitnehmen müsse. Ich war damals erst 12
Jahre alt und hatte gerade seit einem Jahr Diabetes. Heute
noch bin ich wütend wenn ich dran denk..."

Ute K., 35 Jahre, Darmstadt:

"Auf dem Weg zum Flughafen habe ich festgestellt, dass das
Insulin noch im Kühlschrank daheim ist, circa 200 km entfernt.
Wir sind dann der nächsten Ausfahrt raus und haben das
nächste Krankenhaus aufgesucht. Ohne Diskussionen haben
sie mir ein paar Ampullen gegeben. Das war vor 20 Jahren.
Seitdem ist mir das so nicht mehr passiert."

Eine neue Welt

Auf Grund des tollen Wetters und der Tatsache, dass wir uns um einiges sicherer fühlten, beschlossen wir einen Ausflug der ganz anderen Sorte zu unternehmen. Wir wollten mit unseren Nachbarn und deren Freunden einen der größten Mittelaltermärkte in unserer Gegend besuchen. Kennen sie diese Märkte? Händler und Freunde dieser Epoche locken mit der Zeit entsprechenden Lagern, Ständen und Leckereien. Sogar richtige Ritterturniere, zu Pferde und ohne diese, kann man auf den größeren Spektakeln bestaunen. Auf Grund der Tatsache, dass diese Märkte meist auf Feldern oder Wiesen stattfinden, fern ab von Geschäften und dem heutigen Treiben, in einer möglichst authentisch gestalteten Umgebung, ermöglicht dieses einem doch tatsächlich dem Alltag zu entfliehen. Es war wie eine andere Welt und nicht nur Damian hat vor Staunen den Mund fast nicht mehr zu bekommen, sondern auch uns hatte es erwischt. Während sehr viele Besucher mit vielen tollen Gewandungen die Blicke der Umstehenden auf sich zogen, erreichten wir das - wenn überhaupt - nur auf Grund der naheliegenden Verwechslung mit einem Karpfen. Immer wieder staunten wir mit aufgerissenen Mündern über die verschiedenen Eindrücke und Attraktionen des Spektakulums. Es war wirklich klasse. Die Stände waren teils so liebevoll und detailreich gestaltet, die Besucher so faszinierend in den verschiedensten Interpretationen gekleidet und das Essen war einfach mal etwas ganz anderes. Wann kommt man schon mal in den Genuss ein über einem Holzfeuer gegartes Schwein mit Kraut und Brot zu verzehren. Überhaupt lag über dem ganzen Markt der süßliche Duft von Backwaren und deftig gegrilltem Fleisch, gemischt mit Lagerfeuer und ab und an etwas Räucherwerk. Kein dauerndes Handygeklingel, keine Abgase, nichts dergleichen. Und sie glauben gar nicht, wie entspannend das sein kann. Die Besucher sind zudem ebenfalls irgendwie entspannter. Stressiges umher rennen und der dauernde Blick auf die Uhr, weichen einem geselligen Zusammensein, bei dem man mit den verschiedensten Menschen in Kontakt kommt. Nachdem Damian und wir live das erste Ritterturnier unseres Lebens gesehen hatten, welches zudem zu Pferde war und mit Tjosten, Ringstechen und einem Sprung durch eine Feuerwand begeistert hatte, galt es unseren Hunger und unseren Durst zu stillen. Das Berechnen hatten wir mittlerweile im Schlaf drauf und auch das Spritzen klappte recht zügig. Da es mittlerweile die klassische Essenszeit war, waren alle Tische und Bänke im Bereich des kulinarischen Genusses belegt. Wir stellten uns also etwas seitlich hin, die Tische im Auge in der Hoffnung doch noch einen Platz zu ergattern. Währenddessen bestimmten wir den Blutzucker bei Damian. Sicher hätte er es auch selber gekonnt, aber so im Stehen, ohne irgendwo etwas ablegen zu können, war es schon besser, dass wir diese Aufgabe jetzt mal übernahmen. Zudem ging es einfach schneller, wenn wir es erledigten. Auf einmal tippte uns ein Herr an, und ich dachte schon jetzt gibt es wieder irgendeinen besonders kreativen, oder absolut Intellekt freien Kommentar. Doch ich wurde eines besseren belehrt. Der Herr erklärte uns, dass sie gerne zusammenrücken würden, damit zumindest Damian sich setzen konnte, und vielleicht würde der entstandene Platz ja auch noch für einen mehr aus unserer Gruppe reichen. Dieses Angebot nahmen wir natürlich gerne an, zumal es sich sitzend einfach leichter Spritzen ließ. Die Gruppe am Tisch, die extra für uns zusammengerückt war, versuchte zum Teil nicht allzu sehr zu starren, die anderen schauten fasziniert zu, und erklärten Damian anschließend, dass sie es toll fänden, wie tapfer er sich hätte spritzen lassen. Fluchs kam man ins Gespräch, und wenn es auch anfangs um Damians Diabetes ging, so kam schnell heraus, dass die Blutzuckermessung nicht der Grund dafür war, dass sie beschlossen hatten, zusammen zu rücken. Sie hatten einfach nur beobachtet, dass wir nicht nur ein Kind dabei hatten, sondern auch bemerkt, wie interessiert wir die Tafeln an den einzelnen Ständen gelesen hatten um rauszufinden wer welche Leckerei feilbot. Sie boten uns den Platz an, weil sie sich dachten, dass ein Kind es einfacher hat zu essen, wenn es an einem Tisch sitzt. Die Sache mit dem Diabetes hatten sie erst realisiert, als wir unser Vor – Nahrungsaufnahme - Ritual durchführten.

Es gibt sie also doch noch, die Menschen, die einfach auf andere Mitmenschen zugehen und ihnen etwas Gutes tun wollen. Eine Kleinigkeit, wie einen Platz zum Sitzen für unser Kind, unvoreingenommen, wertfrei und auch nach der Kenntnis über den Diabetes keineswegs verurteilend oder diskriminierend. Im Gegenteil, voller Interesse und motivierender Worte, statt Mitleid für Damian. Warum wir erst auf einen Mittelaltermarkt gehen mussten, um solch eine tolle Erfahrung sammeln zu dürfen, kann ich leider nicht sagen. Auch weiß ich nicht, ob das Ambiente, diese Flucht aus dem alltäglichen Stress nicht auch ihren Anteil daran hat. Was ich jedoch mit Gewissheit sagen kann ist, dass wir diese Erfahrung nicht missen wollen. Wir hatten bis dato unsere Hobbys alle für, oder besser wegen dem Diabetes aufs Eis gelegt, wussten aber am Ende dieses Tages, dass wir mit dem Besuchen dieser Märkte ein neues gefunden hatten. Eines, das wir mit und auch mal ohne Damian betreiben konnten. Ein Hobby, das uns aus unserer Welt, insbesondere der Diabeteswelt reißen würde und uns erlaubte ein paar Stunden in eine fremde und doch so interessante Welt abzutauchen.

Mittlerweile gehören wir mit zu denen, die auf Grund ihrer Gewandung ab und an auffallen und nicht mehr zu den Karpfenbesuchern, sprich zu den Besuchern, deren Mund nahezu die ganze Zeit vor Staunen offen steht. Und in all den Jahren ist uns noch nie auch nur ein einziges negatives oder noch schlimmer abwertendes Wort zu dem Diabetes von Damian an den Kopf geknallt worden. Insbesondere am Anfang haben wir uns insulintechnisch auf diesen Märkten gerne verschätzt und Damian ist deswegen auch schon in eine Unterzuckerung geraten. Nicht nur, dass uns alle am Getränkestand ohne mit der Wimper zu zucken vorgelassen haben, die Limo gab es sogar auf Kosten des Wirtes.

Sabine P., 51 Jahre, Lübeck – Travemünde:

„Es ist zwar schon etwas her, aber ich kann mich noch gut daran erinnern, dass ich 1975 auf einer Klassenfahrt in den Harz unterzuckerte, aber nichts "Süßes" mehr dabei hatte. Die Verkäuferin aus einem Tante Emma-Laden schenkte mir drei Milky-Way, als ich (damals 13 Jahre) ihr erzählte, dass ich Diabetikerin sei."

Steffi B., 32 Jahre, Hannover:

„Ich habe leider einmal bewusstlos (unterzuckert) in

184

Hannovers City gelegen. Ein Obdachloser hat dann einen Passanten informiert, der wiederum den Krankenwagen gerufen hat. Der Rettungsdienst war sofort zur Stelle und keine zehn Minuten später kam ich wieder zu mir und war fit wie ein Turnschuh. Nur schade, dass ich mich nicht richtig bedanken konnte."

Erziehung einer Naschkatze ...

Während es für ein gesundes Kind kein Drama ist, wenn es heimlich mal eine Hand voll Gummibärchen isst, oder einen Schokoriegel stibitzt, so ist das bei Kindern, die an Typ 1 Diabetes erkrankt sind, leider kein Vergehen, welches auf die leichte Schulter genommen werden sollte.

Schon mehrfach habe ich darauf hingewiesen, dass Insulin für einen Diabetiker Leben bedeutet und dauernd erhöhte Blutzuckerwerte Folgeschäden mit sich bringen könnten, die in der Theorie zwar ganz weit weg klingen, in der Praxis jedoch wie ein Damoklesschwert über eines jeden Diabetikers Haupt schwebt. Sicher, man kann durchaus nach der Devise leben „Einmal ist keinmal", doch halte ich das erziehungstechnisch bei einem Diabetiker eher für eine grenzwertige Vorgehensweise. Das Wegsehen über ein Fehlverhalten verhindert die Wiederholung meines Erachtens nicht. Im Gegenteil. Ist es nicht vielmehr so, dass ein einmaliges Durchkommen mit einem Vergehen automatisch die Einladung zum Folgeversuch mit sich bringt? Verstärkt, wenn es sich um eine vermeintliche Kleinigkeit wie eine verlockende süße Sünde handelt?

Was also tun, wenn der Fall der Fälle eintritt. Nun, in jedem

Haushalt kommt es früher oder später zu einer solchen Situation. Nicht immer muss es sich hierbei um Berechnung des Kindes handeln, es kann auch einfach nur Unwissen oder Naivität sein, die dahintersteckt. Arglosigkeit darüber, dass auch die Himbeeren am Strauch nicht ungeachtet der Menge gepflückt und verputzt werden dürfen. Viele nicht erkrankte Menschen verbinden leider noch immer und fast ausschließlich automatisch mit der Zuckerkrankheit als Ursache einen übermäßigen Konsum von Raffineriezucker. Und, auch wenn wir Eltern von betroffenen Kindern es besser wissen, so hat oftmals schon das Umfeld unsere Kleinsten im Ansatz falsch geprägt. Die Aufgabe der Eltern besteht also nicht nur darin, die konsequente Umsetzung der Therapie zu überwachen und zu gewährleisten, sondern auch, im Punkto Lebensmittelkunde dem Kind klarzumachen, was Kohlenhydrate hat und berechnet werden muss, wann es vielleicht doch nicht berechnet wird, und welche Genussmittel nie berechnet werden müssen und somit immer verzehrt werden können. Zudem kommt natürlich noch die kontinuierliche Aufklärung des Umfeldes, um so viel Unwissenheit wie möglich zu beseitigen. Für die Problematik des heimlichen Essens gibt es leider kein Patentrezept, so gerne ich auch eines benennen würde. Da es bei uns sehr gut klappt, kann ich nur berichten, wie wir mit diesem Thema umgehen. Obgleich das natürlich nicht heißt, dass es bei jedem so auch funktioniert. Unser Trick ist, dass Damian immer alles essen darf. Sie sind irritiert? Zugegeben, das ist auch die sehr vereinfacht ausgedrückte Quintessenz unserer Essensregel.

Seit Damian drei ist, haben wir daran gearbeitet, dass er kommt und uns sagt, wenn er etwas essen möchte. Ein Vorteil, dass er in diesem Alter noch nicht an alles ran reichte und sich somit sowieso fast immer bemerkbar machen musste, wenn er etwas wollte. Wir haben ihm dann ein kleines Schälchen gegeben und er durfte ganz alleine in das Schälchen packen, was er knabbern wollte. Nicht nur das Was, sondern auch die Menge, die in besagter Schale landet, hat von Anfang an er bestimmt. Keine Angst, was er dann wirklich bekommen hat, stand jedes Mal aufs Neue auf einem anderen Blatt, es war aber auch nur sekundär von Belang. Wichtig war klarzumachen, dass er weiterhin alles Essen durfte, und keine Lebensmittel, außer Banane, auf dem Index standen.

War er mit seiner Auswahl fertig, haben wir gemeinsam überlegt, was davon Kohlenhydrate hat. Kinder sind sehr kreativ, das ist bekannt. Auch beim Essen dreht sich oft nicht immer alles nur um Schokolade. In Damians Schälchen landete oft eine Mischung aus Gemüse, Wurst und unterschiedlichen Naschereien. Mit steigendem Verständnis, seine Krankheit betreffend, stieg auch der Anspruch der Überlegungen, die wir gemeinsam mit ihm anstellten. Irgendwann ging es nicht mehr nur darum, was in der Schale Kohlenhydrate hatte, sondern wie man sie berechnet, bis hin zum Stand von heute, bei dem er ansagt, wie viel Kohlenhydrate das gewünschte Lebensmittel hat, beziehungsweise wie viel er vermutet das es hat und was er sich dafür abgeben muss.

War der Inhalt der Schale ausgewählt habe ich mit ihm die Menge besprochen. Alles ohne Kohlenhydrate war immer erlaubt und wenn es zeitlich nicht gerade direkt vor einer der Hauptmahlzeiten lag auch in nahezu unbegrenzter Menge. Die gewählten Sachen mit Kohlenhydraten bedurften insbesondere am Anfang einer manchmal längeren Verhandlung. Dadurch, dass wir ja die BE`s, die er für eine Zwischenmahlzeit zur Verfügung haben sollte, bei der vorangegangenen Hauptmahlzeit mit abgeben mussten, dieses aber dennoch keine Garantie dafür war, dass er auch genau diese Menge zur Verfügung haben würde, oblag die Entscheidung über die Menge des Snacks den weiß auf schwarz erscheinenden Zahlen des Messgerätes in Verbindung mit unseren gesammelten Erfahrungen über die bei der vorangegangenen Mahlzeit abgegebene Insulinmenge in Kombination mit den angedachten frei verfügbaren Broteinheiten. So gab es oft nicht nur Diskussionen über die Menge, da insbesondere am Anfang die Augen eindeutig größer waren als der Magen, sondern auch darüber, was er gegen was tauschen konnte. Die Entscheidung, ob nun ein Duplo oder vier Schokobons besser sind, musste natürlich genau abgewogen und durchdacht sein. Vier Sachen scheinen ja besser als eine, jedoch ist die Eine ja viel größer. So anstrengend, Nerv raubend und vor allem zeitaufwendig diese Verhandlungen manchmal auch waren, so niedlich waren sie zugleich. Sehr schnell wurde klar, dass unser Sohn durchaus in der Lage sein würde, den ein oder anderen an die Wand zu diskutieren, und dass mit drei, beziehungsweise jetzt fast vier Jahren.

Unserer Meinung nach ist es gerade im Punkto Diabetes bei Kindern wichtig darauf zu achten, dass die Freude am Essen und der Nahrung selbst nicht auf der Strecke bleibt. Denn gerade als Diabetiker, der sich intensiver mit den Produkten beschäftigen muss als andere Mitmenschen, sollte genau diese Tätigkeit nicht als Qual vorkommen. Wer Essen als Genuss sieht, anstatt als Pflichtveranstaltung geht unseres Erachtens auch besser damit um und respektiert die für DM-Patienten nötigen Regeln in Bezug auf die Nahrungsaufnahme. Nur weil ein Kind an Typ 1 Diabetes erkrankt ist, kann und sollte man ihm nicht das Naschen verbieten. Zum Glück sind diese Zeiten schon lange passee. Zudem schafft ein Verbot erst recht Interesse an der Sache selbst. Wir stehen eher auf dem Standpunkt, dass man gemeinsam mit dem Kind einen verantwortungsbewussten und demzufolge kontrollierten Umgang trainieren sollte. Und genau das haben wir bei Damian mit unserem Vorgehen erreicht. Damian isst nicht heimlich, darauf können wir uns absolut verlassen. Warum ich mir da so sicher bin, da es doch für nahezu nichts eine Garantie gibt? Nun, wir haben es schon mehrfach getestet und testen es auch immer noch in unregelmäßigen Abständen. Damian weiß jedoch, dass er eigentlich immer alles essen darf, und es somit nicht verheimlichen braucht. Mittlerweile ist er bei sehr vielen Lebensmitteln sicher, was die Menge der dafür abzugebenden Kohlenhydrate, bzw. das Insulin, betrifft. So geht er Händewaschen, misst seinen Zucker, gibt sich das Insulin für das gewählte ab. Erst dann isst er es. Komme ich zum Beispiel vom Einkaufen wieder, bin ich noch nicht ganz in der Tür drin, und erhalte einen genauen Bericht, was er gegessen hat, wie viel KH er dafür angesetzt hat, wie sein Zucker war, und welche Insulinmenge abgegeben wurde. Jedes Mal wird er dafür selbstverständlich gelobt. Sicher es kommt auch vor, dass er sich verschätzt und zu wenige Kohlenhydrate abgegeben hat, aber da er immer ehrlich ist, korrigieren wir den Fehler einfach gleich und alles ist gut. Mit seinen heute acht Jahren ist er, was seinen Diabetes betrifft wirklich phänomenal. Ich bezweifle, dass ich in seinem Alter schon ebenso selbstständig und souverän gewesen wäre. Vielleicht gehört das dazu, und sicher ist es auch eine Sache der Erziehung, aber dennoch sind Sebastian und ich jeden Tag aufs Neue stolz, wie toll er das meistert. Wir hoffen sehr, dass das auch in der Pubertät – bis zu der es zum Glück noch ein bisschen dauert - so bleibt.

Pubertät heißt Rebellion, und auch wenn es vermutlich schwerfällt und übel an die Nerven geht, ist und bleibt hier vermutlich Kommunikation das A und O. Kommunikation und Vertrauen in das Kind. Das Schlüsselwort heiß hier vermutlich – auch wenn es nicht leicht fällt - Vertrauensvorschuss. Und wer weiß, wenn man loslässt und diesen Vorschuss gewährt, wird man vielleicht positiv überrascht.

Dieses Vorgehen mit der Schale und dem Aussuchen ist uns natürlich nicht zugeflogen. Es war die Konsequenz, die wir als Eltern für uns gezogen hatten, nachdem auch unser süßer Süßer einmal heimlich genascht hatte. Das erste und das einzige Mal, und auch das kann und darf ich an dieser Stelle nicht unerwähnt lassen, da es einfach eine der Erfahrungen ist, die unweigerlich gemacht wird.

Damian war drei und nutzte die Gunst der Stunde, oder besser der Minute in der ich ihn unbeobachtet lies, um das stille Örtchen zu besuchen. Die Sache flog sofort auf, da er zwar die Schoki schnell verschlungen, das Papier jedoch achtlos auf den Tisch liegen gelassen hatte. Ich habe ihn daraufhin sofort und dermaßen in den Senkel gestellt, dass der kleine Mann

192

vermutlich nicht mehr wusste, wo oben und wo unten war. Zudem gab es eine Strafe, die ihn empfindlich traf. Eine ganze Woche lang würden wir ihm nichts mehr vorlesen. Ich erklärte ihm natürlich, dass es die Strafe weniger dafür gab, dass er Schoki gegessen hatte, sondern vielmehr für die „Heimlichkeit", mit der er das Vergehen begangen hatte. Heimlichkeiten sind in unserem Haushalt schlimmer, als das Geschehnis, das versucht wird, zu vertuschen. Selbstredend, mussten wir die Woche über immer und immer wieder erklärten, warum er die Strafe bekommen hatte. Es ist nicht möglich sein Verhalten zu ändern, wenn man nicht auf den begangenen Fehler hingewiesen wird. Und bei einem kleinen Kind muss man das halt auch das ein oder andere Mal mehr machen, damit es wirklich ankommt. Für unseren Sohn war diese Woche damals die Hölle, doch wären die Folgen, die eine Bagatellisierung des Vorfalles auf lange Sicht mitgebracht hätte vermutlich um einiges schlimmer gewesen. Dem ein oder anderen mag dieses Vorgehen vielleicht übertrieben erscheinen, da man früher oder später auch einen erhöhten Blutzucker korrigieren kann, doch muss man hier einfach klar zwischen einem Kind und einem Erwachsenem differenzieren. Das Bewusstsein eines Minderjährigen ist ein ganz anderes. Kinder brauchen Regeln und Strukturen, um sich zurechtzufinden. Nicht nur innerhalb der Gesellschaft. Im Falle von Diabetes müssen sie lernen, dass man diese Regeln einzuhalten hat, ob sie wollen oder nicht. Die Folgen wären fatal. Sicher kann es immer zu einer Ausnahmesituation kommen, jedoch kann ein Kind und oftmals auch ein Jugendlicher diese gar nicht oder nur bedingt in seiner Gänze erfassen.

Ein Gummibärchen mag vielleicht vertretbar sein, ein Zweites vielleicht auch noch, aber wie steht es mit dem Dritten, Vierten oder Fünften? Wo und wie soll ein Kind erkennen, dass eine Grenze zu ziehen ist?

Es ist eine Gratwanderung, die Eltern hier begehen, und niemand weiß, welches Verhalten wirklich das richtige ist. Droht man zu scheitern, muss man versuchen gegenzusteuern. Aber glauben sie mir, wenn sie zu den Lesern gehören, die kein DM-Kind haben, das ist mit eine der schwersten Herausforderungen, die wir als Eltern zu meistern haben. Insulin berechnen, Zuckerwerte zu interpretieren, alles leicht. Hierfür gibt es Listen und Einstellungen, die alle Eltern früher oder später auswendig kennen, oder wissen, wo sie nachschlagen können. Diese Gratwanderung der Erziehung zu einem verantwortungsbewussten Umgang mit der Krankheit selbst lässt sich leider nicht pauschalisieren oder nachschlagen. Wir als Eltern von betroffenen Kindern müssen in diesem Punkt oftmals über unsere eigenen Grenzen hinaus. Das richtige Maß zwischen Diskussion, Lob und Tadel muss gefunden werden. Unserer Erfahrung nach ist es hilfreich, seine vorhandenen negativen Emotionen wie Enttäuschung und Wut hinten anzustellen und nach einer Lösung zu suchen, mit der man dem Kind die Lust an der Heimlichkeit nimmt. Verbote und Strafen stellen sicher eine abschreckende Möglichkeit dar dem Problem zu begegnen, jedoch sind sie keine Lösung. Je kleiner das Kind, desto mehr müssen die Eltern hier gemeinsam einen Weg finden, der Situation Herr zu werden, in der Hoffnung diese ein für alle Mal aus dem Verkehr zu ziehen. In unserem Fall entwickelten wir so das von uns benannte „Schälchenprinzip".

Rebecca M., 39 Jahre, Vaihingen Enz:

„Es gab eine Zeit, da ist das mit dem heimlichen Naschen häufiger vorgekommen ... Wir haben ihr (10 Jahre) dann erklärt, dass sie fast alles essen kann, wir es aber wissen müssen, damit wir es spritzen können. Als es dann aber erneute Male später abends passiert ist, haben wir zu ihr gesagt, dass sie jetzt mit wach bleiben muss, bis die Werte wieder stimmen. Sie gab sich eine Korrektur ab und dann wurde nach 1,5 Stunden erneut gemessen. Da sie einen Blutzucker von fast 400 mg/dl hatte folgte eine weitere Korrektur. Sie wusste nicht mehr wie viel sie gegessen hatte, so dauerte das dann locker bis halb

zwei Uhr morgens bis wir alle schlafen konnten. Zum Glück hatte sie Ferien. Aber so hat sie das erste Mal gemerkt was ihr heimliches Genasche für Auswirkungen hat, für ihren Körper und für uns. Jetzt kommt es nicht mehr vor."

9.
Kapitel

Leiden einer Mutter

Ein neuer Schreck für unsere Familie. Ich würde mich operieren lassen müssen. Eine Knochensache, deren Prognose laut den Ärzten circa drei Monate Krankenhaus und anschließend nochmal genauso so lange Reha bedeuten würde. Um meine zukünftige Mobilität zu gewährleisten, sollte es schnellstmöglich losgehen. Gar kein so einfaches Unterfangen, wenn man ein chronisch krankes Kind hat. Im Kindergarten wäre er bis Mittag gut aufgehoben. Doch die restliche Planung musste den Bedürfnissen von Kind, Diabetes, Job und mir angepasst werden. Zwischen unserem Wohnort und dem Laden liegen schlappe 54 km einfache Strecke. Also nicht gerade das, was man als einen Katzensprung bezeichnet. Die Klinik, in der die OP stattfinden würde, lag von unserem Wohnort knappe 50 km entfernt. Meine Mutter wohnt in der Nachbarstadt, das sind einfache Strecke zwar nur 18 km Entfernung von uns, jedoch hat sie keinen Führerschein. Meine Schwiegereltern Donate und Ulli, wohnen am dichtesten dran. Gerade einmal drei Kilometer trennen unsere Häuser. Zudem haben beide einen Führerschein. Sebastian und mir wurde sehr schnell klar, dass wir einen großen Familienrat einberufen mussten, um die Großeltern alle mit ins Boot holen. Mit ihrer Hilfe, würden wir das Kind schon schaukeln und alles unter einen Hut bekommen. Ohne zu zögern waren alle dabei und so stellten wir einen mehr oder weniger strukturierten Plan auf, wann Damian wo sein würde, wer ihn aus dem Kindergarten holen würde, wo es für ihn essen geben würde, und wer die Nachmittagsunterhaltung übernahm. Als Alina und Ali, Vanessas Eltern von unserem Abenteuer „Mama außer Haus" hörten, waren auch sie sofort bereit, Damian den einen oder anderen Nachmittag zu übernehmen. Alina hatte in der Zwischenzeit das Berechnen und Spritzen gelernt und auch wenn es für sie auf Grund der Unregelmäßigkeit immer eine erneute Herausforderung war, so meisterte sie diese immer wieder aufs Neue mit Bravour. Alle versuchten mir mehr oder weniger erfolgreich zu suggerieren, dass ich mich jetzt erstmal um mich und meine Genesung kümmern sollte, und dass sie alles schon in den Griff bekommen würden. Dennoch gefiel mir die ganze Sache gar nicht. Nicht dass ich ihnen nicht zugetraut habe, alles Wichtige auf die Kette zu bekommen. Nein, ich knappste schon Tage vor

dem Einweisungstermin damit, dass ich Damian eine gewisse Zeit nicht sehen würde. Nach der OP wäre ich erstmal nicht wirklich zu gebrauchen und solange ich an Schläuchen und Kabeln hing, wollten wir Damian nicht zu mir lassen. Eine Entscheidung, die Sebastian und ich zusammen getroffen hatten, um Damian zu schützen. Ein vier Jahre altes Kind, auch wenn es auf Grund seiner eigenen Diabetes seinem Alter in einigem voraus ist, kann einfach gewisse medizinische Standards nicht sofort erfassen. Zum Beispiel würden sich die Blutschläuche und die an ihren Enden befindlichen Beutel nicht verstecken lassen. Keine große Sache an sich, jedoch würde es die Maus vermutlich ziemlich erschrecken. Ein Anblick, denn man einem kleinen Kind einfach nicht zumuten muss. Somit stand unsere Entscheidung sehr schnell fest. Nicht nur das erste Mal seit Ausbruch der Diabetes, sondern das erste Mal überhaupt, musste ich für eine für mich unbestimmte Zeit dem wichtigsten Wesen in meinem Leben auf Wiedersehen sagen. Ich war zwar sicher, dass ich schneller als die ärztliche Prognose entlassen werden würde, aber wie viel schneller, konnte ich nicht wissen. Für meine vorläufige Verabschiedung hatten wir versucht eine kinderfreundliche Lösung zu finden, da mir klar war, dass die sentimentale Kuh durchbrechen würde.
Ich verabschiedete mich nachts, während er schlief, nachdem wir seinen Blutzucker kontrolliert hatten.

Eine ganze Weile saß ich neben seinem Bett, hielt seine Hand, streichelte sein Gesicht und gab ihm sanfte Küsse, damit ich ihn bloß nicht wecken würde. Sicher, man könnte sagen, dass es doch nur ein paar Tage sein würden und dass ich ja schließlich Damian nicht für immer verlieren würde. Jedoch, auch wenn diese Aussagen stimmen, so sind die Empfindungen einer Mutter hier um einiges stärker. Ich persönlich hatte das Gefühl, dass man mir das Herz rausreißen würde, und auch wenn ich auf der einen Seite wusste, dass alle sich gut um ihn kümmern würden, konnte ich andererseits meine Sorge nicht abstellen. Damian bedeutet mir mehr als alles andere, und genau das ist der Grund, warum es mir so schwer fiel, diesen kleinen Abschied zu nehmen. Ich hoffte, ihm alles gut erklärt zu haben, so dass er mich nicht allzu sehr vermissen würde, während ich innerlich genauso wünschte, dass er es tat. Es ist nicht einfach zu beschreiben, was ich in diesem Moment, nachts, neben seinem Bett kniend, im schummrigen, durch den Flur einfallenden Lichtkegel, empfand. Doch ich saß eine kleine Ewigkeit da, bis ich mich irgendwann losriss, ins Schlafzimmer zu meinem Mann ging, der mich tröstend in den Arm nahm, während ich meinen Tränen erlag.

Freude

Die OP verlief erwartungsgemäß gut, und nach einem Tag war ich auch schon wieder Herr, oder besser Frau meiner Sinne. Bei der Visite machte ich den Ärzten erst einmal klar, dass sie sich eine andere suchen müssten, die es drei Monate in ihrer Einrichtung aushielt. Zudem wollte ich schon gleich wissen, wann ich die ganzen Kabel und Schläuche los sein würde. Ich musste mich natürlich ein paar Tage gedulden und während dieser Zeit ließ ich mir von meinem Mann alles berichten. Alle schienen gut klarzukommen und doch war Sebastian die Anstrengung mit jedem Tag mehr im Gesicht abzulesen. Unser kleiner Schatz wurde zudem jeden Abend unruhiger, als er fragte, wann er denn mal mit dürfte, Mama besuchen. So war die Freude umso größer, als er von Papa das erlösende „Morgen, mein Schatz" hörte. Auch ich freute mich und war total aufgeregt. Es waren nur ein paar Tage gewesen, knapp eine Woche, in der ich nur durch Erzählungen an Damians Leben teilhaben konnte. Doch ich hatte das Gefühl, viel zu viel verpasst zu haben. In dieser Woche war Fasching gewesen und leider konnte ich ihn dieses Jahr nicht auf den Umzug begleiten, den wir uns immer zusammen mit Marcus, einem Freund von uns ansahen.

Marcus, der selbst jahrelang in einem Behindertenwohnheim tätig war, hatte zwar keine medizinische Ausbildung, die über die eines Otto Normalverbrauchers hinausgeht, hatte jedoch schon so viel dort erlebt, dass er ohne Scheu nach der Diagnosestellung bereit gewesen war, alles Notwendige zu lernen, was es zu lernen gab. Er ist eine von Damians wichtigsten Bezugspersonen neben uns und war sofort bereit in diesem Jahr mit unserem süßen Süßen dafür zu sorgen, dass er nicht nur den Umzug sehen konnte, sondern auch ordentlich Kamellen fangen würden. Kamelle gehört einfach zum Fasching dazu, wie Zahnpasta zur Zahnbürste. Der Diabetes sollte und würde daran nichts ändern. Und so sendete Sebastian mir ein Bild aufs Handy von unserer mehr schlecht als recht verkleideten Bauarbeitermaus. Das beste Kostüm, das ein überlasteter Papa hinbekommen konnte, in der Kürze der Zeit und ohne Mamas Hilfe.

Ich freute mich schon auf Damians Bericht, wie es war, und wie viel Spaß er mit Marcus hatte, als der langersehnte Besuch eintrat. Gerade mal eine winzige Woche war vergangen und ich war völlig fertig als Damian mit Sebastian und der Oma ins Zimmer eintraten. Kennen sie das, wenn sie machtlos gegen Tränen sind? So erging es mir damals auch. Ich schäumte quasi über vor Glück, und auch wenn ich noch lange nicht so können würde, wie ich wollte, gab mir dieser Moment gigantische

Kraft. Ich nahm meine Maus in die Arme, sah über das farblich nicht zusammenpassende Outfit weg und versprach so schnell es ginge, wieder nach Hause zu kommen. Von da ab besuchte mich mein kleiner Schatz regelmäßig und erzählte mir, was er bei den Omas so erlebt hatte. Auch erfuhr ich sehr schnell, dass er der Kamellen-Meister wäre, da er viel mehr gefangen hätte als Marcus.

Diese Besuche taten nicht nur mir gut, auch Damian und Sebastian schienen das Gefühl des Zusammenseins vermisst zu haben. Es war ein weiterer Beweis dafür, dass wir drei zusammen, als Einheit am besten funktionieren. Niemals sollte man also die Kraft der Familie unterschätzen. Sechs Wochen später war ich übrigens wieder zu Hause. Ärzte und ihre Prognosen, da kann man manchmal nur den Kopf schütteln. Denn den eisernen Willen, Kampfgeist und Disziplin können die netten Halbgötter in Weiß nicht berechnen. Sicher, ich war noch auf Krücken und würde das auch noch eine Weile bleiben, aber ich war zu Hause.

Susanne R., 31 Jahre, Wald-Michelbach:

„Als ich mit dem Bruder schwanger war, lag ich mit Norovirus im Krankenhaus. Das war wirklich nicht witzig, die kleine, große Maus (4 Jahre) durfte erst nicht mit ins Zimmer. Da man

bei Norovirus ja isoliert liegt. Als die Schwester aber gesehen hat, wie fertig ich war, weil ich meine Tochter nicht mal umarmen durfte, hat sie nachgegeben. Ich habe dann Mundschutz, Handschuhe, etc. anziehen müssen, aber meine Tochter durfte rein!

Mein Mann hat das super gemacht! Er war aber ohnehin damals auch bei der Erstdiagnose mit in der Klinik und wir wechseln uns zu Hause ab. Beim 23 Uhr messen abends hat er die geraden Tage, ich die ungeraden. Klappt alles prima!"

Achtung, wir kommen …!

Zwei weitere Monate waren vergangen, und wir befanden uns mitten in den Sommerferien. Wir gingen so dermaßen auf dem Zahnfleisch, dass wir mit unseren Freunden Marcus, Richard und Torsten beschlossen, dem Alltag zu entfliehen und uns in der Sonne Spaniens zu erholen. Kein Partyurlaub auf Malle, nein, ein entspannter Urlaub mit leichter Kultur an der Costa Tropical, genauer gesagt in Andalusien. Richard hatte ein traumhaftes Haus ausfindig gemacht, mit abgeschlossenem Grundstück und eigenem Pool. Eine kleine Oase der Ruhe und Erholung, die noch dazu kinderfreundlich war, für uns sechs. Die Freude war riesig, jedoch auch und mal wieder eine ganz neue Herausforderung für uns. Dieses Mal handelte es sich um eine Flugreise und die Sicherheitsbestimmungen am Flughafen zwangen uns, in gänzlich neuen Richtungen zu denken. Seit geraumer Zeit ist ja das Mitführen von Flüssigkeiten, sowie scharfen und spitzen Gegenständen verboten. Als Diabetiker jedoch braucht man sein Insulin, welches in Glasampullen abgefüllt ist, sowie seine Nadeln für die Stechhilfe und als Pen-Nutzer auch die für die Insulinspritze. Zudem ist der Frachtraum zu kalt für das Insulin selbst, welches man für die Dauer der Reise mitführt, oder besser mitführen muss. In

Sachen der Berechnung, was wir denn alles benötigen würden, waren wir ja schon geübt und erstellten recht fix eine diesbezügliche Liste, damit wir auch nichts vergessen würden. Anstatt beim Arzt nur die entsprechenden Rezepte abzuholen, erwarben wir zudem ein Schreiben, dass in Deutsch und Englisch bestätigte, dass Damian Typ 1 Diabetiker sei und somit insulinpflichtig. Insulinpflichtig – das Schlüsselwort, welches klarstellte, dass wir Insulin, sein Spritzbesteck, das Blutzuckergerät und alles sonst noch Nötige mit an Bord nehmen durften. Zudem gab uns unser Arzt den Tipp, nicht durch die normale Sicherheitsschleuse zu gehen, sondern durch die extra ausgewiesene Schleuse für Sonderfälle. Kein Problem, da ich fortan immer Alarm am Flughafen auslösen würde. Denn auf Grund des mir bei der OP eingesetzten Titans musste ich eh durch diesen Sonderbereich. Dann würde ich Damian und sein Equipment einfach mitnehmen. Nachdem alles organisiert war sollte es auch schon bald losgehen. Richard, Sebastian, Damian und ich würden einen Tag vor Marcus und Torsten fliegen, da diese noch arbeiten mussten.

Wir nutzten das Angebot meines Schwiegervaters und ließen uns vier von ihm zum Flughafen fahren. Es war alles irgendwie viel entspannter, als letztes Jahr, an dem wir an den Gardasee fuhren. Damian würde das erste Mal fliegen, und während seine Aufregung die Zuckerwerte mal wieder Berg und Tal - Bahn fahren ließ, kam er aus dem Staunen gar nicht mehr raus. Ich weiß nicht, was er spannender fand, die Kofferbänder, die beim Check - In unser Gepäck zu verschlucken schienen, die dauernden Durchsagen aus für ihn nicht auffindbaren Lautsprechern, oder aber diese kleinen Autos, mit denen manchmal Kofferwagen durch die Gegend gefahren werden, oder auch Piloten und andere Mitarbeiter von einem Punkt zum nächsten kutschiert wurden.

Nachdem wir eingecheckt und einen Kaffee getrunken hatten, gingen wir drei mit Damian Richtung Gate und mussten somit jetzt auch die Sicherheitsschleuse passieren.

Während Richard und Sebastian sich bei den Normalos einreihten und auf ihre Abfertigung warteten, konnten Damian und ich sofort Kontakt zum Sicherheitsmitarbeiter im Sonderbereich aufnehmen. Wir packten, wie es die anderen auch mussten, unsere Taschen und Habseligkeiten in eine kleine Plastikbox, damit sie durchleuchtet werden konnten. Zudem gab ich dem Mitarbeiter das Schreiben unseres Arztes, das Damians Krankheit bestätigte. Insulin, Nadel, Stechhilfe, Pens, ja sogar der Traubenzucker, die Gummibärchen, die kleine Flasche Wasser und die zwei kleinen Flaschen Limo wurden ohne Probleme abgesegnet. Damit hatte ich ehrlich gesagt nicht gerechnet. Ich hatte mich schon auf eine Erklärung bezüglich des mitgeführten Essens und Trinkens eingestellt, aber das war unnötig. Ich bekam Damians Arztschreiben wieder in die Hand gedrückt und damit war der Spuk auch schon vorbei. Da Sebastian und Richard noch immer anstanden und darauf warteten selbst an die Reihe zu kommen, unterhielt ich mich ein bisschen mit der Dame am Durchleuchtungsmonitor. Damit Damian nicht langweilig wurde, wurde seine kleine Tasche noch einmal in den Tunnel geschickt und er durfte mit der Dame zusammen mal sehen, wie das dann auf dem Bildschirm aussah. Ein weiteres Highlight für ihn und wenn es so weiter ginge, konnte unser Urlaub ja nur ein voller Erfolg werden. Knappe zehn Minuten später hatten es dann auch unsere zwei Männer geschafft und wir schlenderten Richtung Abfluggate. Durch die Scheiben konnte Damian jetzt diverse Flugzeuge bestaunen und die Ungeduld selber endlich einsteigen zu dürfen stieg nahezu ins Unermessliche.

Verena K., 33 Jahre, Wachtendonk:

„Ich bin letztes Jahr das erste Mal mit Diabetes geflogen. Die Diagnose war da grad 2 1/2 Wochen frisch und es hieß ab nach Korfu. Ich hatte vorher eine Bescheinigung im Internet rausgesucht, alles angekreuzt und von der Praxis stempeln lassen. Im Handgepäck waren dann um die 40 Einwegpens

Levemir und 40 Novorapid. Gefühlt drei Kilo Traubenzucker, Cola Dosen in Mini, und der ganze Zubehörkram, wie: Nadeln, Insulin gekühlt, genug Teststreifen, Blutzuckermessgerät und Ersatz... Beim Sicherheitscheck hab ich angegeben dass ich DM habe, aber die waren sehr entspannt. Selbst meine Getränke durften mit in den Flieger. Zumal wir auch noch für unsere Kinder Trinkpäckchen dabei hatten. Die haben halt in alle Taschen mal geguckt und gut war. Nur am Buggy wurde ein Haftest wegen Drogen gemacht. Auf dem Rückflug auf Korfu hat sich überhaupt niemand für irgendwas interessiert. "

Astrid J., 46 Jahre, Münster:

„Wir sind nach Griechenland und zurück geflogen. Es gab überhaupt keine Probleme. Nur die interessante Information des Sicherheitsmitarbeiters, der meinte, mittlerweile könnten die Gepäckscanner Insulin erkennen. Wusste ich bis dahin gar nicht. Auf dem Rückflug durften wir sogar eine Flasche Wasser mitnehmen. Also sowas von problemlos, das hätte ich gar nicht erwartet. "

Der Flug verlief absolut problemlos und auch Damians Blutzuckerwerte stabilisierten sich wieder. Gespannt schaute er immer wieder aus dem Fenster und war erstaunt, wie winzig doch der spanische Flughafen im Vergleich zum Frankfurter zu sein schien. Das Wetter war wie gewünscht, und nachdem Richard, Sebastian, Damian und ich unsere Koffer ergattert hatten, machten wir uns auf dem Weg zum Autoverleiher, um ein Fahrzeug für die nächsten zwei Wochen unser eigen nennen zu können. War auch das nach einigem Hin und Her geschafft ging es zur Maklerin, die uns zu unserem Feriendomizil führen würde.

Kennen Sie das, wenn sie in ihrem Urlaubsort angekommen sind, die Unterkunft suchen und die Gebäude immer obskurer werden? Irgendwann waren da keine erkennbaren Gebäude mehr, sondern wir wurden eine kleine enge Passstraße einen Berg hoch geleitet. Die Gebäude, die wir passierten, waren entweder hinter diversen Hecken schlicht nicht zu erkennen, oder ziemlich baufällig. Ich glaube, nicht nur mir ging da ein bisschen die Düse. Umso erleichterter waren wir, als wir am Ende der Passstraße angekommen, endlich das Zeichen zum Parken bekamen und ein etwas älterer Herr uns mit einem freundlichen „¡Bienvenida!" begrüßte, während er sogleich das Tor zu unserem Domizil aufschloss.

Hinter dem Tor verbarg sich eine Oase, die wir uns nicht schöner hätten wünschen können. Eine große Finca, obwohl ich lieber kleine Villa sagen würde, auf einem abgeschlossenem Privatgrundstück, mit einem schönen großen Pool, Grill, genug

Schlafzimmern und Bädern, diversen Terrassen, ich könnte noch ewig so weiterschwärmen. Aber das Beste von allem war der herrliche Blick, denn wir von nun an, die nächsten zwei Wochen zum Frühstück genießen würden dürfen. 180 Grad unverbauter, direkter Meerblick. Ein Traum. Schon nach wenigen Sekunden war uns klar, dass wir hier alle keine Erholung suchen mussten, sondern sie direkt gefunden hatten. Während Sebastian das Auto auslud, ich mich an ein schnelles Auspacken machte, um unsere Badesachen zu finden, spielte Richard mit Damian eine Runde Kniffel. Später fuhren die Männer schon einmal einen Grundstock einkaufen, während Damian und ich in den Genuss kamen, in den Pool zu springen und zu planschen.

Auch Marcus und Torsten waren am nächsten Tag begeistert, als sie eintrafen und unsere gemeinsame Unterkunft bestaunen durften. Der Urlaub war wirklich ein Highlight, an das wir uns heute noch gerne zurückerinnern. Wir haben alle sechs viel gesehen, wie die legendäre Alhambra, die Damian übrigens für ein gesamtes Königreich hielt, Granada, oder auch die spanische Interpretation von Sea World.

Wir haben tolle Ausflüge gemacht, einige waren eher kinderfreundlicher, andere kultureller Natur. Der Diabetes hat uns dabei nicht gestört. Er war ein Begleiter, der sich einfach unserem Gruppenvorhaben zu fügen hatte, ob er wollte oder nicht. Auch wenn ich vorher schon wusste, dass wir tolle Freunde haben, die in Bezug auf Damian selbst, sowie seinen Diabetes absolut aufgeschlossen sind, so war es wirklich schön eine entsprechende Bestätigung erleben zu dürfen. Jeder hat sich mal um Damian gekümmert, teilweise haben wir alle was mit ihm gespielt. Ein vier Jahre alter Junge braucht, zumindest in einem gewissen Grad, noch eine nennen wir es mal „vorgegebene Bespaßung". Aber dadurch, dass sowohl Richard, als auch Torsten und Marcus diesen Part mit übernommen haben, haben Sebastian und ich zwischendrin immer mal die Möglichkeit bekommen durchzuatmen und neue Kräfte zu sammeln. Jeder der Drei wurde zu einer Art Spielexperte. Torsten wurde zum Magnet-Angel-Experten, Richard zum Poolpiraten und Marcus zum Schwimmlehrer mit der Erlaubnis bei allem mitzuspielen. Die Drei trauten sich sogar zu, einen Nachmittag alleine mit der Maus einen Ausflug nach Granada zu machen und so hatten wir einfach mal ein paar Stunden Zeit für uns, in einer traumhaften Umgebung, ohne Pflichten. Entspannung pur, die wir wirklich genossen haben, obwohl es auch schön war, als die drei Jungs mit unserem süßen Süßen wieder zurück waren.

Zwei Wochen gehen dann aber leider doch schnell zu Ende, und so traten wir ein bisschen schweren Herzens die Heimreise an. Wir hatten viel gesehen, viel erlebt und tolle Sachen gegessen. Damians Zuckerwerte waren über den ganzen Urlaub stabil geblieben. Keine sonderlichen Ausreißer nach oben oder nach unten. Alles passte, wie gedacht. Was doch ein Urlaub und ein anderes Klima für eine Macht auf den menschlichen Körper haben können.

Stefanie M., 26 Jahre, Wesseling:
„Mir geht es im Urlaub definitiv besser. Anfangs, so die ersten zwei Tage schwankt es ab und an. Aber dann ist mein Körper auch im Urlaub angekommen und die Werte sind top. Ich nehme mal an, es liegt daran das kein Alltagsstress, bzw. Arbeitsstress im Urlaub ist."

Nick R., 24 Jahre, Bensheim:
„Also im Urlaub, in warmen Gebieten, wie Türkei, Tunesien, Ägypten, usw. sind meine Werte tendenziell deutlich niedriger."

Arbeiten, oder nicht ...?

Wir hatten es wirklich geschafft. Nicht mehr der Diabetes war der Richtungsgeber in unserem Leben. Wir hatten wieder die Führung übernommen, und der Diabetes war nicht mehr und auch nicht weniger als ein Teil von uns geworden. Er war halt da, unsere Zecke, die wir nicht mehr loswerden würden, doch die keine Handhabe mehr über unsere Lebensführung hatte. Alles hatte sich eingespielt, wir wurden entspannter, trotz natürlich der notwendigen Ernsthaftigkeit, gekoppelt mit Disziplin. Sicher, es hatte Opfer gefordert, wie zum Beispiel meinen Job, aber so schlimm ist das nicht. Im Gegenteil, ich darf so viel Zeit mit meinem Kind verbringen, die mir einfach kein anderer mehr nehmen kann. Ich gehörte zwar zu den Menschen, die gerne auf der Karriereleiter aufgestiegen wären, aber trotz allem nicht zu denen, die sich nicht ausschließlich über die eigene berufliche Laufbahn definieren. Während anfänglich das Ziel darin bestand Damian einen gewissen Grad an Sicherheit zu vermitteln, von einer der Personen, denen er am meisten vertraut, lag das Bestreben nun darin, ihm eine möglichst normale Kindheit zu ermöglichen. Wir leben zwar zum Glück in einer Zeit, in der die medizinischen Erkenntnisse in Kombination mit der Technik unwahrscheinlich viel möglich machen und im Bereich des Diabetes die Lebensqualität im Vergleich zu den letzten 30 Jahren exorbitant verbessert haben, doch gibt es sie leider noch immer, die Einschnitte, die - wenn auch oft auf Grund von Unwissen, Angst und Vorurteilen entstanden - insbesondere Kinder mit DM einschränken.

Manchmal ist es jedoch uns als Eltern vergönnt, hier ein kleines bisschen Abhilfe zu schaffen. Deswegen urteilen Sie als Externe bitte nicht vorschnell über Elternteile, die sich für die Familie und gegen die Karriere entscheiden. Oft ist das nämlich die beste Entscheidung, die man im Sinne der Familie und für das Kind treffen kann.

Bleibt ein Elternteil zu Hause hat das nichts damit zu tun, dass dieser arbeitsfaul oder überängstlich ist. Ich kann ihnen versichern, ich bin definitiv keines von beidem, und ich war es auch nicht, als wir 2011 beschlossen, dass ich weiterhin zu Hause bleiben würde. Die Sache mit der Erwerbstätigkeit birgt leider nahezu ebenso viele falsche, vorschnelle Vorurteile, wie es unwissende Äußerungen über den Ausbruch der Typ 1 Diabetes gibt. Ob das eine notwendige Konsequenz der immer schnelllebiger werdenden Gesellschaft ist, vermag ich nicht zu sagen. Aber ich kann an dieser Stelle einmal kurz anreißen, wie es häufig ist. Wir sind nicht die einzige Familie, die ein chronisch krankes Kind haben und die versuchen, dieses ganz normal aufwachsen zu lassen. Wir sind nicht die Ersten und werden nicht die Letzten sein. Trotz allem muss hier klar festgehalten werden, dass Familien, in denen beide Elternteile ihrer Beschäftigung nachgehen nicht automatisch bessere oder schlechtere Eltern sind. Es kommt, wie bei vielem, immer auf diverse Faktoren an. Manchmal Kleinigkeiten, die über so etwas entscheidend sein können. Wo wohnt man? Wie wohnt man? Wie reagiert das Umfeld? Wie weit wäre der Arbeitsweg? Gibt es überhaupt eine Stelle in der Nähe des Wohnortes? Wie alt ist das Kind? Wie wird die Betreuung geregelt? Wie lässt sich der DM des Kindes einstellen? Ihnen ist jetzt schon leicht schwindelig? Nun, dann sei verraten, dass das nur ein minimalistischer Teil an Fragen ist, der gestellt und beantwortet werden sollte, bevor man eine Entscheidung treffen kann. Wie schon erwähnt, leben wir heute im Zeitalter der Technik. Diabetes ist eine der erforschtesten Krankheiten, und dennoch sind die heutigen Möglichkeiten manchmal ein Fluch und ein Segen zugleich. So zeigen ihnen Geräte unter Umständen Werte an, die darauf schließen lassen, dass es ihnen, oder dem Betroffenen schlecht geht, obwohl dieser oder sie selber noch gar nichts davon mitbekommen haben. Ein Umstand, der zum Beispiel bei einem Betreuer, wie einem Lehrer, Erzieher, oder einer Tagesmutter Ängste schüren kann, die es erst einmal zu beruhigen gilt. Auch für Eltern kann es so zu Konflikten kommen, die das Loslassen des Kindes in seine stetig steigende

Selbstständigkeit behindern könnten. Doch zeitgleich ist dieses Zeitalter der Technik toll, auch wenn die ganzen Blutzucker-, Ketonemessgeräte oder auch Pumpen nicht alles von alleine können. Ein verantwortungsbewusster Umgang mit der Krankheit bleibt ergo immer unabdingbar.

Während ein Erwachsener, fest mit beiden Beinen im Leben stehender Mensch, Herr über seine Erkrankung ist und sich meist über die Folgen, die ein „nicht an die Regeln halten" mit sich bringen kann, im Klaren ist, sind Kinder davon noch Meilen entfernt. Ihre kleinen Körper müssen so vieles verdauen, ihre Gehirne so viel begreifen, dass gewisse Konsequenzen schlicht noch nicht erfasst werden können. Kinder lernen sehr schnell mit der Krankheit umzugehen, wenn man ihnen hilft. Jedoch besteht ein Unterschied zum Wissen, wieso man etwas machen muss, und was passiert, wenn man es nicht macht. Je nach Alter des Kindes kann es hier sinnvoll sein eine Integrations- oder gar Pflegekraft mit einzubeziehen, eine sehr beliebte Möglichkeit, wenn man sich weiter in der Arbeitswelt behaupten möchte, in der Gewissheit, sein Kind in pflichtbewusste und vor allem kundige Hände gegeben zu haben. Zumindest bis zu einem gewissen Alter ist das sicher eine gute Option. Bedenken muss man jedoch immer eines: Kinder sind grausam. Sie sind meist gnadenlos ehrlich, ihm Rahmen ihrer kleinen Welt, die sie kennen. Etwas, das den

Anschein erweckt nicht in ihr Weltbild zu passen, wird schnell verurteilt, ohne böse Absichten, sondern eher aus kindlichem Selbstschutz, wie ein angeborener Instinkt. Eine Hilfskraft, die nicht das Talent hat nahezu unsichtbar zu bleiben, könnte somit womöglich eine Ausgrenzung fördern.

Ein nahezu nicht existierender Schatten zu sein und zu wissen, in welchen Momenten man präsent sein muss, und in welchen nicht, ist nicht nur schwer zu erkennen, sondern bedingt wirklich eine Sensibilität, die nicht jede Kraft umzusetzen schafft. Oft ist es wirklich nicht einfach zu entscheiden, ob man eine solche unterstützende Person wirklich braucht, oder nicht. Unabhängig davon, dass man sie erst einmal genehmigt bekommen muss, da sich die Kosten für dieses Personal oft nicht einfach aus dem linken Ärmel schütteln lassen. Wir hatten unsere Erfahrungen schon gemacht, leider negative, und sind zudem zu der Überzeugung gekommen, dass wir einfach eine solche Kraft nicht nochmal in Anspruch nehmen wollen. Nicht für ein Kind, das ausschließlich an DM erkrankt ist. Es gibt weit schlimmere Krankheitsfälle, die wirklich Unterstützung brauchen, wir wollten und haben es bis heute ohne geschafft.

Der ein oder andere fragt sich jetzt, wieso man dann nicht normal mit DM leben kann, wenn man, oder besser wir uns gegen eine Hilfskraft entschieden haben. Fakt ist, dass laut Gesetz ein Typ 1 Diabetiker momentan als behindert gilt, mit einem Anspruch auf einen entsprechenden Ausweis und dem Vermerk eines Behinderungsgrades von 50 %. Auch dagegen haben wir uns entschieden, aber das ist ein anderes Thema

Fakt bleibt, der Ausbruch der Diabetes bedeutet erstmal einen riesigen Einschnitt in die Lebensqualität. Insbesondere bei oder besser für Kinder. Nicht nur, dass man dauernd mit Nadeln drangsaliert wird, oder sich an Ess-/Spritzabstände halten muss, man ist oft auch den Ängsten anderer erbarmungslos ausgeliefert. Kinderfreundschaften zerbrechen, weil die Eltern der anderen Kinder Angst haben mit dem Umgang des kleinen Patienten. Man erhält seltener Einladungen zu Kindergeburtstagen, als wäre das Kind kein Diabetiker, sondern ein Monster mit einer ansteckenden Seuche. Das klingt ihnen zu hart? Nun, für uns Eltern von an Diabetes erkrankten Kindern ist das leider oft grausame Realität, verbunden mit diversen Anschuldigungen, warum unsere Kinder erkrankt sind, die teils so Intellekt frei sind, dass sie ihresgleichen erst noch suchen müssen. Glauben Sie mir, ein „normales Leben" ist etwas anderes und das hier erwähnte, ist alles nur die Spitze des Eisberges.

Damian war schon immer ein aktives Kind. Sportverein, Schwimmclub, Tanzschule, Freunde, Bücherei besuche und vieles mehr. Arztbesuche wurden zur geduldeten Nebensache, die man zwischendurch erledigte. Bei uns ist immer Programm.

Da wir in einer sehr kleinen Stadt, und sie darf sich noch nicht lange als solche titulieren, leben, ist alles mit Fahrzeiten verbunden und nichts in einer Reichweite, in der man sein Kind in dem Alter alleine losziehen lässt. Zudem haben unterschiedliche Träger von Angeboten auch unterschiedliche Bedingungen, um Damian das Mitmachen an einer Aktivität zu erlauben.

Ich habe also dem externen Büroalltag vorläufig Adieu gesagt und versuche nun der Anker zu sein, der meinem Kind nahezu alles ermöglichen kann. Ich bin kein Schatten für unser Kind, der dauernd um ihn herum schwänzelt und vermutlich sichtbarer ist, als wir und er es wollen. Ich bin da und dennoch unsichtbar, wann immer es geht. Ich trete nur in Erscheinung, wenn es gefordert oder gewünscht ist. Egal, ob von Damian selber, den Eltern bei dessen Kind er gerade spielt, den Erziehern oder einer anderen seiner Freizeitaktivitäten. Ich bin rund um die Uhr erreichbar und stehe im Interesse meines Kindes auf Abruf bereit. Gibt es ein Problem, oder eine Frage, so werde ich angerufen und bin binnen fünf Minuten da, wenn es notwendig ist. Der Verein möchte lieber, dass ich zur Sicherheit da bleibe, sollte etwas sein? Kein Problem, ich bin die, die draußen im Auto sitzt und wartet. Wenn das die Bedingung dafür ist, dass Damian mitmachen kann, wie andere, gesunde Kinder auch, dann mache ich das. Jedes Mal wenn es sein muss, bei Sonne, Regen oder Schnee. Ich versuche also nicht nur Damians Anker zu sein, der ihm halt gibt, sondern auch der, der Anderen, die sich mit ihm beschäftigen. Jeder, der an sich nichts mit Diabetes zu tun hat, muss einen Lernprozess beschreiten, in dem er erkennen kann, dass er keine Angst zu haben braucht. Dass weder der Betroffene, noch der Diabetes Feindbilder sind, denen man ausweichen muss. Es gilt Sicherheit zu vermitteln, gekoppelt mit Vertrauen. Klar zu machen, dass ein Diabetiker nicht ein unüberwindbares Mehr an Verantwortung bedeutet, sondern nur ein bisschen mehr Aufmerksamkeit benötigt. Gelingt mir das, so kann Damian ein fast normales Leben führen, das Ziel, dass wir uns gesteckt haben, ist somit für den Moment erreicht. Wer jetzt sagt, dass ich doch zumindest halbe Tage arbeiten gehen könnte, dem sei verraten, dass ich mittlerweile sehr wohl wieder beruflich aktiv bin. Bei weitem nicht mehr so, wie früher, und auch nicht extern. Ich arbeite von zu Hause aus und schreibe dieses Buch. Ich habe Tätigkeiten für unseren Laden übernommen, die ich hier von meinem Arbeitszimmer aus erledigen kann. Meine Zeit kann ich mir frei einteilen, und somit kann Damian an allen Veranstaltungen teilnehmen, sofern die daran geknüpften Bedingungen des Gastgebers in meiner Macht des erfüllbaren liegen. All denen, die jetzt noch immer unverständlich den Kopf schütteln und sich ein Leben ohne ihr Büro nicht vorstellen können, die mich weiterhin mit dem Stempel des arbeitsfaulen Bürgers brandmarken wollen, möchte ich abschießend einen kleinen Denkanstoß mit auf dem Weg geben: Wenn sie nach ihren sicher anstrengenden acht, neun oder zehn Stunden Arbeit im Büro nach Hause kommen und Feierabend haben, sind wir Eltern von DM Kindern noch immer im Einsatz. Wir haben keine Arbeitszeiten, nach denen es uns vergönnt ist, in den ON /OFF Arbeitsmodus zu gehen. Wir haben nie Feierabend. Unser Job geht über 24 Stunden am Tag, sieben Tage die Woche, 365 Tage im Jahr. Ich bin für mein Kind immer erreichbar und stehe auf Abruf bereit, rund um die Uhr. Nachts überwachen wir Eltern die Werte unserer Kinder, um ihnen einen möglichst erholsamen Schlaf zu gewährleisten. Es gibt durchaus Nächte, in denen wir kaum Schlaf finden, da Umstände uns zu einem engmaschigen Handeln zwingen. Wir leben immer in Sorge und immer im Kampf, um medizinisches Equipment oder auch „nur" um Aufklärung. Nebenbei versuchen wir wie normale Hausfrauen oder Hausmänner auf die Kinder zu wirken, damit diese nicht sich selbst irgendwann die Schuld daran geben, dass Mama oder Papa auf eine Karriere verzichtet haben. Ich bin hier nicht das Opfer, Damian ist es. Ich bin nur die, die versucht, ihm diesen Status zusammen mit meinem Mann abzuerkennen. Und das mache ich sehr gerne.

Nicht ein mögliches Gehalt, oder eine Stelle definiert mich. Meine Familie tut es, und für ein Lachen unseres Kindes würden Sebastian und ich sogar versuchen, Berge zu versetzen. Vielleicht denken Sie bei ihrem nächsten Feierabendbierchen einmal daran, dass während Sie jetzt abschalten können, unsereins noch immer im Einsatz ist. Heute, Morgen, nächste Woche, nächsten Monat, das Jahr darauf. Solange, solange es nötig ist…

Maike G., 38 Jahre, Stade:

„Ich bin alleinerziehend, mit zwei Zuckerpuppen (Zwillinge 7 Jahre alt). Ich würde gerne wieder ins Berufsleben einsteigen, aber leider ist es nicht so einfach. Ich muss ständig präsent sein. Welcher Arbeitgeber macht das schon mit."

Heike G., 38 Jahre, Hürth:

„Ich bin nicht erwerbstätig und bestehe auch auf diese Formulierung. Wehe es kommt einer und sagt, ich würde nicht arbeiten. Ich arbeite, aber ich bekomme halt kein Geld dafür. Das hat nicht nur, aber halt irgendwie auch mit dem Diabetes unseres ältesten Sohnes zu tun. Lange Zeit war es bei uns so, dass die Schule erwartete, dass ich bei Bedarf jederzeit abrufbar und binnen wenigen Minuten in der Schule bin. Von

meinem Arbeitsplatz aus hätte ich ca. eine Stunde gebraucht. Dazu kommt die Tatsache, dass einen der ständige Schlafmangel durch häufiges nächtliches Messen phasenweise regelrecht arbeitsunfähig macht. Erwischt mich ein Infekt, dauert der nicht wie früher eine, sondern gern mal fünf oder sechs Wochen. Erzieher, Lehrer, Ärzte ... alle sagen oft und gern, dass sie einem helfen möchten... Das Problem ist nur: sie tun es eher selten."

Kalt, kälter, anstrengender ...

Vorbei war er, der Sommer, und auch der Herbst war schon wieder dem kalten Winter gewichen. Doch hat der Winter auch seine schönen Seiten. Nicht nur, dass wir dieses Jahr sehr viel Schnee hatten und Damian mit seinem Papa einen schönen großen Schneemann im Garten bauen konnte, es ist doch auch schön, wenn sich Weihnachten nähert und alles irgendwie ruhiger und besinnlicher zu sein scheint. In diesem Jahr wollten wir mit Ulli und Donate den Weihnachtsmarkt im Nachbarstädtchen besuchen. Er ist zwar eher winzig im Vergleich zu den Märkten in Frankfurt, Stuttgart, Berlin oder einer anderen Großstadt, aber das bedeutet ja nicht, dass er nicht auch Spaß bringen kann. So packten wir Damian und uns in warme Schneekleidung, dicke Boots, Handschuhe und was man sonst noch so braucht, um sich gegen die Kälte zu schützen. Es war dunkel, kalt, mit leichtem Schneefall, überall glitzerten die Lichter, um es kurz zu sagen, es war einfach perfekt, um einen Weihnachtsmarkt zu besuchen. Wenn es knackig kalt ist, schmeckt der Glühwein doch erst richtig. Überall lag der Geruch von Zimt und Äpfel in der Luft und so dauerte es nicht lange, da hatten wir alle Hunger. Eine Kleinigkeit, nichts besonders Spannendes, so sollte man meinen. Jedoch haben sie schon Mal versucht ein Kind, um nicht zu sagen, ein Kleinkind, mit Diabetes bei Kälte bereit zu machen zum Essen? Ein wahres Abenteuer, das kann ich versprechen. Handschuhe aus und erstmal Zuckermessen. Je kälter jedoch die Hände sind, desto schwerer ist es, einen kleinen Tropfen Blut aus dem Fingerchen zu pressen.

Aber zurück zum Anfang. Vor dem Essen stand wie immer das Blutzuckermessen. Ein schlauer Mensch hat sich vor einiger Zeit ausgedacht, dass man die Handschuhe kleiner Kinder mit einer Schnur zusammenhält, die durch den einen Ärmel, über das Innenfutter des Rückens durch den anderen Ärmel führt. Ein Verlieren der Handschuhe ist somit unmöglich. Eine wirklich tolle Idee, wenn man nicht wie wir das Band mittels einer Schlaufe im Rücken so gekürzt hat, dass sich die Handschuhe nun so schwer wie möglich an - und ausziehen lassen. Damian war noch nie ein Freund von Fäustlingen gewesen und so neigte er schon seit seinem ersten Paar dazu, sie sich immer wieder auszuziehen. Als fürsorgliche Eltern haben wir dem mit diesem einfachen Trick einen Riegel vorgeschoben. Bis ich nun Damians Hand aus dem Handschuh befreit hatte, verging ein Moment. In dieser Zeit bereitete Sebastian schon einmal das Messgerät vor. Streifen in das Gerät, Stechhilfe aus der Messtasche befreien. Nix Wildes, das es zu tun gibt, jedoch schwierig mit Handschuhen. Somit hatten wir alle drei keine mehr an und es war so kalt, dass unsere Hände in null Komma nix auskühlten. Haben sie schon einmal versucht, mit eiskalten Händen irgendwelche filigranen Arbeiten zu verrichten? Nun, dann wissen sie ja wie gut Kälte und feinmotorische Bewegungen harmonisieren – gar nicht. Damians Finger waren leider nicht derselben Meinung wie wir, was das Messen anging, die Stechhilfe hatte zwar gepiekt, jedoch war das Blut, dass wir aus dem Finger zu sehen bekamen, auch nach diversen Drückversuchen, schlicht zu wenig für den Streifen. Also neuer Streifen, Fingerchen rubbeln, neues Stechen und dann zum Glück ein gerade ausreichender Tropfen Blut. Gefühlt haben wir über eine Stunde gebraucht, die Umstehenden starrten uns mal wieder an, als kämen wir alle vom Mars, und nachdem das Messen endlich erledigt war, kamen wir auf die Idee, das Damian sich vorher seine Hände hätte an der warmen Glühweintasse des Opas wärmen können. Naja, wie heißt es so schön, hinterher ist man immer schlauer.

Nachdem wir nun den Winter und Damians Blutkörperchen bezwungen hatten, sprich uns der erste Wert zum Berechnen der abzugebenden Insulinmenge vorlag, ging es darum, was Damian denn essen wollte, damit wir unsere Berechnungen abschließen konnten und das Insulin spritzen. Damian entschied sich für einen warmen Fruchtsaft und ein Würstchen mit

Brötchen. Ein Leichtes für uns. Schließlich waren wir ja jetzt schon fast sowas wie alte Hasen. Ausgefuchst genug, um am Stand einfach nach der Packung des Saftes zu fragen, um ihn besser berechnen zu können. Ein Brötchen hatten wir schon oft zu Hause zum Frühstück gegessen und wussten somit genau, was anzusetzen war. Auch wenn wir davon ausgingen, dass die Maus sicher kein ganzes Brötchen zuzüglich der Wurst schaffen würde, wollten wir es ihm dennoch voll abgeben. So bliebe noch ein gewisser Spielraum für eine süße Leckerei zum Abschluss. Alles war schnell ausgerechnet und auch eine ruhige Ecke, in der wir Damian nicht nur aus seinem einteiligen Schneeanzug puzzeln konnten, sondern auch das Spritzen ohne Angst vor Remplern erledigen konnten, war schnell gefunden. Perplex wurden wir von einer Dame mittleren Alters gemustert, als wir begannen das Kind im Schnee auszukleiden. Und fasziniert schaute sie sich das ganze Prozedere an, um dann festzustellen: „Was, so jung schon Zucker?" Eine meiner persönlichen Lieblingsäußerungen, aber anstatt die Dame über den Unterschied der Typ 2 Altersdiabetes und des Typ 1 Diabetes aufzuklären entschied ich mich dazu ihren Kommentar einfach zu überhören und weiter das Kind zu spritzen.

Donate unterhielt sich kurz mit der Dame, aber auch mehr gezwungenermaßen, um nicht allzu unhöflich zu erscheinen.

Damian hingegen wurde motzig. Ihm sei kalt, er wolle nicht ausgezogen werden, „DIE" sollten nicht alle gucken und „blöder Diabetes" waren die harmloseren Querelen, die er während des Spritzens und seiner Vorbereitungen von sich gab. Tja, und was soll ich sagen, da wir uns nicht erweichen ließen, ihn einfach ohne Insulin den Markt genießen zu lassen, entschied er sich dazu, Sebastian und mich zu strafen. Er beschloss, dass Saft und Brötchen doof seien und er sie nicht mehr haben wolle. Großartig – alles war gespritzt und unser Junior verfiel in eine Protesthaltung. Mit Engelszungen versuchten wir ihn zu überreden, ohne Erfolg. Die Umstehenden begannen mal wieder entsetzt die Köpfe zu schütteln frei nach dem Motto „Schau dir die an, jetzt wollen die ihr Kind zum Essen zwingen. Als wenn es so schlimm wäre, wenn man mal eine Mahlzeit weglässt." Die ersten begannen nicht nur unserer Diskussion mit dem Kind zu lauschen, sondern sich auch einzumischen. Ich weiß nicht, wie oft Donate zwischen ihren Versuchen Damian ebenfalls einen neuen Essenswunsch zu entlocken, Fremden rechtfertigend erklärte, dass der Junge Diabetiker sei, gespritzt wurde und deswegen etwas essen müsse. Auch kann ich nicht mehr sagen, wie oft wir uns für den Vorschlag, dass er doch auch eine Wurst ohne Brötchen essen könne bedankten und erklärten, dass genau das Brötchen wichtig sei. Es dauerte eine gefühlte

Ewigkeit und letzten Endes haben wir es dann dem Opa zu verdanken, dass alles gut ging. Ulli hatte nämlich den Stand schlechthin entdeckt. Den Stand, von dem die Männer unserer Familie sicher durchaus auch schon mal geträumt hatten. Einem Stand voller verschiedener Marzipanartikel. Und da der Apfel nicht weit vom Birnbaum fällt, ist Damian ein mindestens eben großer Marzipanfan wie sein Vater und sein Opa. Aus dem Saft und dem Würstchen mit Brötchen wurde ein von Opa spendiertes Wasser, ein halbes Brötchen mit einer halben Wurst und eine große Marzipankartoffel, die er zwar nicht ganz essen durfte, aber doch ein gehöriges Stück davon. Den Rest gab es dann einfach am nächsten Tag, an dem er es genüsslich mümmelte und immer wieder Opas tolle Idee lobte.

Damals war das für uns eine Stresssituation pur. Heute sind wir um einiges entspannter. Ein Umstand, der neben der gesammelten Erfahrung natürlich auch Damians Alter geschuldet ist. Alle wachsen in die neue Situation rein, der Trick ist, Ruhe bewahren und sich nicht verrückt machen.

Claudia D., 41 Jahre, Neu-Anspach:

„Auch ich hatte ein vergleichbares Erlebnis. Auf der Geburtstagsfeier meines Sohnes zeigte mir sein Diabetikerfreund, was er essen wollte. Ich hab auch alles schön

gewogen und die KH ausgerechnet. Insulin abgeben. So wie ich es bei den Eltern gelernt habe. Perfekt dachte ich, läuft ja wie am Schnürchen. Aber nach fünf Pommes meinte er dann: „Ich bin jetzt satt." Der riesige Berg auf seinem Teller war nicht wirklich kleiner geworden. Suuuuper. Zum Glück bietet gerade ein Kindergeburtstag die Chance, so was gut abzufangen. „

Armer Weihnachtsmann ...

Der Tag begann irgendwie nicht so, wie man es an einem 24. Dezember wünscht. Damian wurde früh um fünf wach, da es ihm nicht gut ging. Er befreite sich aus seiner Bettdecke und machte sich zu seiner Rutsche, dem schnellsten Weg aus seinem Hochbett. Während des Rutschens überkam es ihn und er musste sich übergeben. Weinend, um nicht zu sagen absolut aufgelöst, kam er ins Schlafzimmer gedappelt. Er sah schrecklich aus. Leichenblass, mit tiefen Ringen unter den verweinten Augen. Da auch wir lernfähig sind, haben wir erst einmal Zucker gemessen. Alles im grünen Bereich – 108 mg/dl. Also haben wir unsere kleine Maus erst einmal mit einem frischen Schlafanzug ausgestattet und ihn dann in meine Betthälfte gelegt. Während Sebastian sich um einen Eimer für den Notfall kümmerte, versuchte ich Damian zu trösten. Typisch Kind, galt seine größte Sorge nicht seinen Bauchschmerzen, oder dass ihm schlecht sei. Nein, er hatte Angst, dass der Weihnachtsmann nicht kommen würde, wenn es ihm nicht schnell wieder besser ginge und somit Weihnachten ausfallen würde. Schon niedlich, wenn die Kinder noch steif und fest an das Christkind und den Weihnachtsmann glauben. Schade, dass diese Zeit doch recht schnell vorbei ist.

Ich hatte meine Mühe ihm glaubhaft zu versichern, dass Weihnachten sicher nicht ausfallen würde und im schlimmsten Fall aller Fälle der Weihnachtsmann ihn dieses Jahr vielleicht nicht persönlich am Krankenbett besuchen würde, um sich nicht anzustecken, aber sicher trotzdem, wie jedes Jahr, Geschenke unter den Baum packte. Damian schien mir zwar noch immer nicht recht glauben zu wollen, da ihn jedoch eine weitere Welle des Unwohlseins überkam, musste er sich dieser, ob er wollte oder nicht, hingeben. Sebastian war schon wieder am oberen Treppenabsatz mit dem Eimer, jedoch trotz grandiosem Hechtsprung einen Hauch zu spät. Egal. Ob ich nun nur in Damians Zimmer das Bett beziehen musste, und den Teppich reinigen, oder auch noch auf meiner Bettseite, ändern ließ es sich eh nicht mehr. Also nochmal von vorne. Kind ins Bad, mit Papa den Schlafanzug getauscht, während ich schnell mein Bett neu bezog. Ich hörte, wie meine zwei Männer die Zähne putzen und wie sich kurz danach ein weiterer Schwall auf den Fliesen zu ergießen schien. Inständig hoffte ich, dass bald Schluss sein würde. Viel konnte in dem kleinen Kerl ja nicht mehr drin sein. Tja, wenigstens hatte es diesmal die Fliesen getroffen. Da war der Schlamassel dann wenigstens recht einfach zu beheben. Also wieder einen neuen Schlafanzug, wieder Zähneputzen und dann mit Eimer vor der Nase bis in Papas Bettseite. Damian war fix und alle, so dass er unter Sebastians vorlesen recht schnell einschlief. Schlaf die bekanntlich beste Medizin, wenn man krank ist. Schlaf, der uns etwas Zeit gab, den Teppich im Schlafzimmer zu reinigen, sowie den in Damians Zimmer, sein Bett neu zu beziehen und das Bad zu putzen. Vom Lüften ganz zu schweigen. Dafür, dass es noch immer weit vor unserer Aufstehzeit war, funktionierten wir doch auch vor dem ersten Kaffee erstaunlich gut. Aber irgendetwas musste an diesem Tag ja auch klappen. Wir wollten gerade runter in die Küche gehen, um uns jetzt doch auch einen Kaffee zu gönnen, als wir die uns mittlerweile bekannten Geräusche aus dem Schlafzimmer hörten. Der Kaffee musste also noch warten, denn das Trösten und Kümmern um unseren süßen Süßen hatte Vorrang. Der arme Kerl war von seiner Übelkeit aus dem Schlaf gerissen worden und hatte zielsicher den Eimer verfehlt. Sein Schlafanzug jedoch war unversehrt. Ein erkennbarer Fortschritt und gleich etwas wofür wir ihn loben konnten, nachdem er unter Tränen um Verzeihung bat, da er den Eimer nicht getroffen hatte. Nach der üblichen Prozedur des Zähneputzens steckten wir ihn ins Bett im Gästezimmer und gaben ihm etwas Tee, damit er nicht allzu sehr dehydrierte. Sein Zucker war leicht erhöht, ein Klassiker, wenn Diabetiker irgendeinen Infekt im Körper haben.

Auch wenn sie es nicht glauben, aber mittlerweile merken wir oft vor Damian, dass sich eine Erkältung anbahnt. Es ist dann, als wenn das abgegebene Insulin zum Teil einfach verpufft, und somit ein erhöhter Blutzucker die Konsequenz. Entsprechend das Insulin anzupassen ist hier die Kunst und auch das Risiko, da auch das Essverhalten ungleich dem Normalzustand ist. Da Damian sich momentan andauernd übergab, war es klar, dass das Essen erstmal mehr oder weniger gestrichen war. Aber er wollte eh nix. Der Tee reichte ihm, und mit dem Versprechen, dass wir den Weihnachtsmann anrufen würden und ihm sagen, dass er auf jeden Fall auch zu Damian kommen sollte, konnten wir ihn sogar dazu bewegen, einen weiteren Versuch des Schlafens zu unternehmen. Mittlerweile war es fast acht und klar, dass wir sicher nicht noch einen Moment des Ruhens würden genießen können. Also verzog sich Sebastian schon mal in die Dusche, während ich die Spuren des letzten Mageninhaltes Damians aus dem Teppich im Schlafzimmer schrubbte. Zum Glück hatte ich zufällig noch einen Rest des Teppichreinigers vom letzten Shampoonieren übrig. Damian schlief tief und fest und so konnte auch ich den Gang in die Dusche wagen, während Sebastian es schaffte, Kaffee zu kochen. Wir sollten sogar noch in den Genuss kommen, diesen zu trinken, bevor Damian nach uns rief. Er war total unruhig, nicht auf Grund dessen, dass es er krank war, sondern aus lauter Panik, dass der Weihnachtsmann nicht kommen würde.

Auch wenn die Vernunft auf einer Seite unserer Schulter saß und riet, das abendliche Programm abzusagen, so saß auf der anderen Schulter das Herz, dass uns immer mehr davon überzeugt es drauf ankommen zu lassen. So beschlossen wir, alles erstmal seinen üblichen traditionellen Gang nehmen zu lassen. Wir schafften den Baum ins Wohnzimmer auf seinen Platz, und begannen ihn zu schmücken. Sonst machte ich das immer zusammen mit Damian, während Sebastian noch auf der Arbeit war. Dieses Jahr war es Sebastian, der mit mir den Baum herrichtete und ich war unwahrscheinlich froh, dass er zu dem Entschluss gekommen war in diesem Jahr den Laden geschlossen zu halten. Damian ging es zwar noch immer so schlecht, dass auch das Gästezimmer und das darin befindliche Bett sich an Damians mehr oder weniger vorhandenem Mageninhalt erfreuen konnte, dennoch blieb er in Bezug auf den Abend hartnäckig. Unter großen Krokodils - Tränen schaffte er es schließlich, dass die Vernunft von unserer Schulter gestoßen wurde, und wir auf das Herz hörten. Dennoch riefen wir zwischen den üblichen noch anliegenden Vorbereitungen, dem kontinuierlichen Neubestücken von Waschmaschine und Trockner und den immer wieder neu zu beziehenden Betten, Tante, Onkel, Oma, Opa, Patentante und Patenonkel an, um sie selbst entscheiden zu lassen, ob sie sich in unsere Höhle der Übelkeit wagen wollen würden. Doch alle bestätigten. Wir waren also offensichtlich nicht die Einzigen, die das Herz gegenüber der Vernunft siegen ließen.

Irgendwie schafften wir es, alles vorzubereiten und die Geschenke unter den Baum zu legen. Damian saß mit Sebastian und einem Notfalleimer am frühen Abend in seinem Zimmer und wartete darauf runter kommen zu dürfen. Der mit ihm geschlossene Deal lautete, dass er oben blieb, sich ausruhte und mit Papa ein Buch las, und ich ihn rufen würde, wenn der Weihnachtsmann da sei. Martin, Damians Patenonkel, übernahm diese Rolle schon, seit unser kleiner Mann das Licht der Welt erblickt hatte. Wie jedes Jahr ausgestattet mit einem, oder besser gesagt DEM goldenen Buch in dem alle Vorkommnisse des letzten Jahres standen, hatte er natürlich auch einen Sack voller Geschenke dabei. Schon immer handhaben wir das so, dass unser Weihnachtsmann Martin zu jedem Gast eine Notiz in seinem Buch stehen hat und natürlich ein Geschenk in seinem Sack. Der Rest liegt unter dem Baum. Dieses Jahr würden wir mit dieser Tradition nicht brechen, sie aber verkürzen, damit Damian schnell wieder in sein Bett gehen konnte.

Manch einer wird uns jetzt vielleicht für egoistisch und verantwortungslos halten, doch dem sei gesagt, wenn man selber Kinder hat, muss man manchmal einfach versuchen, die Welt mit Kinderaugen zu sehen. Dem Weihnachtsmann abzusagen wäre für das Kind wie eine Bestrafung gewesen, weil er krank war. Während uns bewusst war, dass Damian so oder so selbstredend seine Geschenke erhalten würde, haben Kinder in dem Alter Angst, vielleicht doch vergessen zu werden. Ein Weihnachtsmann und ein Christkind, die an einem Abend alle Kinder der Welt bescheren, wie schnell würde man selber da vielleicht übersehen, oder gar vergessen werden. Die Naivität des kindlichen Glaubens lässt keine Unterscheidung in Zeitzonen oder andere Glaubensrichtungen zu. Und genau das ist es, das dem Weihnachtsfest mit einem Kind einen erneuerten individuellen Charme gibt.

Es war also so weit. Alle, inklusive dem Weihnachtsmann, standen bereit und so holte ich Damian und Sebastian runter. Leichenblass und schwach wurde er von Sebastian in seinen Bademantel eingepackt und die Treppe runtergetragen. Unten angekommen wollte er jedoch alleine laufen. Völlig fertig, bleich, irgendwie wie der wandelnde Tod auf Speed – zumindest meiner Vorstellung entsprechend - eilte er, so schnell es ihm momentan möglich war ins Wohnzimmer. Und da stand er, wie jedes Jahr, der Weihnachtsmann. Sein Weihnachtsmann. Der einzig wahre Weihnachtsmann, mit seinem roten Mantel, seinem immer noch langen weißen Bart, dem dicken goldenen Buch und – am wichtigsten – dem Geschenkesack. Damians Augen ließen sogar ein zusätzliches

Strahlen unter dem an sich leicht fiebrigem Glanz erkennen. Wir verzichteten auf das jährliche Ritual, dem Weihnachtsmann Kekse und Milch zu geben, sowie darauf zusammen ein Weihnachtslied anzustimmen und gingen direkt zur Bescherung über. Damian saß auf dem Boden und schaute mit großen Augen hinauf zum Weihnachtsmann. Links von ihm meine Wenigkeit, rechts der Notfalleimer. Alles lief erstaunlich gut, auch wenn Damian, verständlicherweise, momentan nicht gerade der kommunikativste Geselle war. Es dauerte auch nicht lange und Martin, ich meine natürlich der Weihnachtsmann, schlug sein Buch auf, um kurz mit Damian zu sprechen. Optisch vergleichbar mit dem Tod auf Rädern, aber dennoch gespannt wie ein Flitzebogen kauerte Damian vor dem so sehnlichst erwarteten Mann in Rot und versuchte zu lauschen, als ihn eine erneute Welle der Übelkeit überkam. Auch wenn ich es gerade noch schaffte, den Eimer zu schnappen und mehr oder weniger behutsam vor Damian zu platzieren, so blieb doch eine neuerliche Erfahrung bestehen. Jetzt hatten wir alle nicht nur Mitleid mit Damian, sondern auch ein bisschen mit dem Weihnachtsmann. Denn sind wir einmal ehrlich und vor allem offen, wer bekommt schon gerne mitten im Satz und vor allem leibhaftig vor die Füße gekotzt...

Damian bestand darauf, dass erst noch alle Geschenke ausgepackt werden mussten, bevor er wieder ins Bett gehen würde. Nicht, dass er momentan Interesse an deren Inhalt gehabt hätte. Vielmehr vermute ich, dass er Angst hatte, dass der Weihnachtsmann unausgepackte Geschenke vielleicht wieder mitnehmen würde. Möglicherweise als Strafe, für das zuvor geschehene Malheur – wer weiß schon sicher, wie so ein Weihnachtsmann tickt. Nachdem wir alle zusammen in Rekordzeit Damians Päckchen aufgerissen hatten, lies er sich ohne zu murren ins Bett bringen. Er hatte noch ein paar Tage Spaß mit seinem Magen - Darm Infekt und wir mit seinem daraus resultierenden hohen Zucker. Nichts, was wir nicht mit etwas Geduld und viel Ruhe wieder in den Griff bekommen würden. Seine Weihnachtsgeschenke entdeckte er in den folgenden Tagen nach und nach, eine Art wahrgenommene Bescherung in Etappen. Zudem malte er ein Entschuldigungsbild für den Weihnachtsmann, damit dieser ihn auch im nächsten Jahr wieder besuchen würde.

Dass Martin, alias der Weihnachtsmann, genauso wie wir alle, schon längst über diese Geschichte lachte, konnte Damian ja nicht wissen.

10.
Kapitel

Diabetes neu erleben

Auch wenn alles so weit wirklich gut lief, und wir uns nicht nur an den Diabetes selbst, sondern auch an den sicheren Umgang mit den Pens gewöhnt hatten, so kamen wir nicht umhin uns Gedanken über die weitere Therapieform zu machen. Das Thema Einschulung rückte zudem auch immer näher. Wir waren uns einig, Damian einen, nach Möglichkeit normalen Schulbesuch, ohne Begleitpersonen, ermöglichen zu wollen. Ergo beschlossen wir, einen Termin bei unserem Diabetologen zu machen und uns einmal zum Thema Pumpen beraten zu lassen.

Einige Tage später saßen wir dann da, vor uns ein Sammelsurium an diversen Pumpen und dem dazugehörigen Equipment. Wenn man aus der überschaubaren Welt der Pens kommt, welche nichts weiter darstellen, als eine Art Füller, dessen Patrone jedoch statt mit Tinte, mit Insulin gefüllt ist, und dessen Feder eine aufgedrehte Injektionsnadel ist, und dann auf diese Wunderwelten der Technik stößt, ist man nicht nur beeindruckt, sondern auch ein bisschen erschrocken und von Angst erfüllt. Auch wenn Technik im Allgemeinen das Leben erleichtern soll, so gilt nicht von ungefähr der Leitspruch: „Wo viel Technik ist, gibt es auch viele Störungen." Störungen, die im Falle des Auftretens bei einer Insulinpumpe unter Umständen Schäden für unser Kind mit sich bringen würden. Zumindest war das nur eine der Fragen, die sich in unserem Kopf manifestierten. Unsere Diabetesberaterin konnte uns diese Sorge jedoch schnell nehmen und erklärte uns zu jedem vorliegenden Pumpenmodell neben der Handhabe auch die gesammelten Erfahrungen. Positive, sowie negative. Schnell zeigte sich, dass die Wahl der richtigen Pumpe nichts mit dem Geschlecht oder dem Alter zu tun hat, sondern viel mehr mit den individuellen Bedürfnissen und Ansprüchen. Ganz besonders hatte es uns ein noch nicht allzu lange in Deutschland auf dem Markt erhältliches System angetan. Eine sogenannte Patch-Pumpe.

Wer nicht weiß, was eine Patch-Pumpe ist, dem möchte ich das schnell erklären: Ein Insulinpumpenträger hat irgendwo in einer Tasche am Körper, meist am Gürtel seine Insulinpumpe. Von dieser geht ein dünner Schlauch in einen Katheter, der am Körper im Unterhautfettgewebe steckt. Der Träger braucht jetzt nur noch seinen Blutzucker zu messen und diesen Wert zusammen mit der Menge an Kohlenhydraten, die er essen will, in seine Pumpe einzugeben. Diese rechnet anhand der entsprechenden individuellen Programmierungen den abzugebenden Insulinwert aus und gibt das Insulin ab. Durch den Schlauch landet es da, wo es hin muss, im Unterhautfettgewebe. Eine Patch - Pumpe vereint all das, bis auf das Blutzuckermessgerät, in einer kleinen Box, optisch und im dimensionalen Umfang vergleichbar mit einem längs durchgeschnittenen Hühnerei. Kein Schlauch, kein Gerät, das in irgendeiner Tasche am Körper getragen werden muss. Gesteuert wird dieser InsulinPod mittels des dazugehörigen persönlichen Diabetes Managers, kurz PDM. Dieser vereint nicht nur sämtliche Einstellungs- und Funktionsmöglichkeiten für den kleinen Kerl, der am Körper klebt, sondern stellt auch ein integriertes Messgerät dar. Sicher, wir müssen dieses Gerät immer mitführen, jedoch funktioniert es via Funk und ist somit ein schlauchloses System. Kein Schlauch, also keine zu gebietende Vorsicht auf die liebe Technik, sollte der kleine Mann, zum Beispiel, erst im aller letzten Moment das Klo besuchen. Kein Schlauch, der vor dem Schwimmbadbesuch oder der Badewanne erst abgekoppelt werden muss. Kein Schlauch, der Infusionsset und Pumpe auch über die Nacht verbinden muss, und somit ihm und uns vielleicht eher unruhige Nächte beschert. Das waren so die ersten Gedanken, die uns nicht nur in den Sinn kamen, sondern, die sich uns regelrecht aufdrängten. Schnell wurde uns klar, dass genau das unser System sei. Auch die Überlegung mit der Umstellung auf eine Pumpe das Insulin zu wechseln und somit keine Ess- und Spritzabstände mehr beachten zu müssen, war eine absolute Luxusvorstellung. Ein Umstand, der uns ganz schnell davon überzeugte, in jedem Fall eine Pumpe beantragen zu wollen und hier zuerst den Versuch zu starten die Patch - Pumpe genehmigt zu bekommen.

Ohne eine Genehmigung, welche die Übernahme der Kosten garantiert, würde es nicht gehen. Leider sind nämlich alle Pumpensysteme sehr teuer. Pumpe und das benötigte Zubehör schlagen gerne mit mehreren tausend Euro im Jahr zu Buche.

Nachdem auch unsere Diabetesberaterin erklärte, dass sie uns ebenfalls zum Omnipod geraten hätte, uns aber nicht beeinflussen wollte, war es amtlich. Verstehen Sie mich bitte richtig. Es ist nicht so, dass die anderen Pumpen schlechter wären. Sie passten sich nur nicht so flexibel unseren Bedürfnissen an, wie die Patch - Pumpe.

Um uns davon überzeugen zu können, dass diese Pumpe auch wirklich der durchaus immensen Belastung durch unseren quirligen, süßen Süßen standhielt, bekamen wir neben diversen Infomaterialien auch einen Probepod zum Testen. Dieser war natürlich nicht mit Insulin befüllt. Es war eine Art Dummy, der wie das Original aufgeklebt wurde und somit beweisen sollte, dass er nicht störte, beim Baden und schwimmen nicht abfiel, oder durch Toben und Klettern auf dem Spielplatz zu Bruch ging. Um das entsprechende Gutachten würde sich der Diabetologe kümmern. Wir sollten nur die Daten der letzten sechs Monate bezüglich Blutzuckerwerte, Insulinfaktoren, einzelnen abgegebenen Insulindosen und den einzelnen verzehrten Broteinheiten zusammenstellen und Ihr, zur Unterstreichung der positiven Entwicklung der Insulintherapie, schicken. Klang ganz harmlos und so machten wir uns geraume Zeit später wieder auf den Heimweg. Nicht nur den Rest dieses Tages auch an den folgenden Tagen war der Pod unser Gesprächsthema Nummer eins. Wir hatten Damian das erhaltene Muster so wie erklärt aufgeklebt und waren gespannt, welchen Belastungen dieses kleine Plastikmonster standhalten würde. Zudem hatten wir natürlich alle geforderten Unterlagen zusammengestellt und konnten so noch in derselben Woche einen prall gefüllten Leitz-Ordner übermitteln.

Während ich, am ersten Tag mit der aufgeklebten Pumpe, doch geneigt war immer und immer wieder nachzusehen, ob das gute Stück noch da war, wo ich es platziert hatte, so hatte Damian das Gerät schon nach Minuten schlicht vergessen. Drei Tage sollte es halten, vier Tage schaffte es wirklich ohne zusätzliche

Fixierung mittels eines Pflasters. In diesen vier Tagen musste das Plastikmonster, von dem wir so inständig hofften, dass es die nervige Diabeteszecke im Zaum halten würde, schlicht durch die Belastungshölle. Tägliches duschen, beziehungsweise baden, neben extremen Toben und Klettereien, sowie einem Schwimmbadbesuch waren nur ein Teil der vom Gerät zu meisternden Aufgaben. Mit jeder Strapaze, die der Pod überstand, wuchs unsere Begeisterung.

Sechs Monate sollte es dauern, bis wir endlich die Genehmigung – nach vorhergehender Ablehnung und einem daraus resultierendem Widerspruch - erhalten würden. Sechs Monate, in denen wir immer und immer wieder mit der Krankenkasse und insbesondere dem Medizinischen Dienst kommunizieren mussten. Anstrengende sechs Monate, die sich dennoch, im Nachhinein betrachtet, wirklich gelohnt haben. Denn nach dieser Zeit, in denen sehr viele Telefonate und Schreiben getätigt wurden, hielten wir sie endlich in der Hand. Die so wichtige Kostenübernahmebestätigung für unsere präferierte Patchpumpe, den Omnipod. Und das, auf unbefristete Zeit. Ein Blatt Papier, eine DIN A4 Seite, und unser Tag war absolut versüßt worden. Telefonisch machten wir gleich einen Termin mit unserem Diabetologen für den Wechsel. Und schon zwei Wochen später sollte es so weit sein. Circa eine Woche würden wir dafür ins Krankenhaus gehen müssen, so hieß es zumindest, aber das war nun wirklich eine Kleinigkeit für uns.

Christine S., 34 Jahre, Meppen:

„Ich habe zwölf Jahre gespritzt, jetzt seit zehn Jahren die Pumpe und es war die beste Entscheidung ever! Habe mich damals vier Jahre vor der Pumpe gedrückt, weil ich Angst hatte, dass mir das Gerät Lebensfreiheit nimmt! Jetzt weiß ich, dass es anders herum ist! Ein Handy hat man auch immer am Mann! Die Einstellung ist wesentlich leichter und dieses ständige spritzen fällt ja nun mal auch weg!"

Tina M., 50 Jahre, Frankfurt am Main:

„Ich habe seit 1971 Diabetes und wurde damals konventionell eingestellt. Das bedeutete einmal täglich eine Injektion Insulin und genau vorgegebene BE's, 1978 wurde ich auf zwei Insulininjektionen täglich umgestellt, bei einer weiterhin vorgeschriebenen Menge und Zeit für BE's. 1983 bekam ich den Pen und hantierte noch immer mit den BE Vorgaben. Als ich 1989 schwanger wurde, wagte ich die Umstellung auf eine Pumpe und blieb dabei bis heute. Freiwillig gebe ich sie auch nicht mehr ab. Seit dem habe ich eine solch erhöhte Lebensqualität. Nicht mehr essen müssen, wenn die Uhr sagt,

dass es Zeit ist, oder auch einfach mal länger schlafen zu können... etc."

Susanne C., 43 Jahre, Geroldstein:

„Ich habe zwei Zuckermäuse, und nach circa sechs Monaten mit Einwegspritze und vier Monaten mit Pen haben wir auf Grund der schweren Einstellbarkeit meiner einen Maus (damals 6 Jahre) und der Empfehlung unseres Doc auf eine Pumpe umgestellt. Skeptisch dachte ich mir, dass es einen Versuch wert sei und wenn es nicht klappt, wir wieder den Pen nehmen würden. Aber die ganzen Vorurteile und Ängste (hänseln, Schlauch ab, etc.), die ich hatte, wurden nicht bestätigt. Es ist vieles einfacher geworden seit der Pumpe. Mein Sohn (damals 3 Jahre) wollte zuerst keine Pumpe, hat dann aber die ganzen Vorteile gesehen und bekam ein halbes Jahr später seine. Beide Kinder (heute 9 und 6 Jahre) geben die Pumpe nie wieder her, und ich finde, sie haben jetzt mehr Lebensqualität."

Bye, bye Pen; hello Omnipod

Es war so weit, und wenn man normalerweise mit gemischten Gefühlen ins Krankenhaus fährt, so brachen wir in freudiger Erwartung auf. Es liegt ganz eindeutig mehr als eine Welt zwischen der Tatsache, eines medizinischen Notfalls, der einen meist binnen weniger Minuten dazu zwingt, eine solche Einrichtung eher unfreiwillig aufzusuchen, und dem Wissen einer geplanten stationären Aufnahme, die eine Verbesserung der aktuellen Umstände mit sich bringen soll.

Angekommen wurden wir auch schon erwartet und durften unser Zimmer beziehen. Wir haben das Glück, dass unser Diabetologe Belegbetten im hiesigen Krankenhaus hat. Ein Umstand denn man erst richtig zu schätzen weiß, wenn man in die Verlegenheit kommt, ihn nutzen zu wollen, oder müssen.

Somit konnten wir, und vor allem Damian bei der Einstellung auf die neue Pumpe von den Personen betreut werden, die er mittlerweile kannte, und zu denen er schon Vertrauen gefasst hat. Für ein Kind kann so eine Kleinigkeit immens wichtig sein. Während wir Eltern uns auf die technischen Fakten, den neuen Umgang und alles was sich ändern würde konzentrierten, so muss man zugeben, dass für Kinder alles mit der Sympathie zum Ärzteteam steht und fällt. Basalraten, Bolusfaktoren, technisches Update, dass alles interessiert die Kinder wenig. Sie denken nicht vorausschauend, sondern leben von einem Tag, mehr noch, von einem Moment, in den nächsten. Änderungen im Alltag, egal ob Neuerungen oder einfache Umstrukturierungen, die kleine Mäuse bewusst wahrnehmen, machen ihnen in der Regel erst einmal mehr Angst, als dass sie einen eventuellen positiven Nutzen erkennen können. Nicht umsonst hält man heute an gewissen Ritualen fest. Rituale, die als positive Strukturierung, durchaus auch helfen können, negative Erfahrungen zu verarbeiten.

Langer Rede kurzer Sinn, Damian war froh, dass er das Gesicht ihm gegenüber schon kannte. Nachdem alle technischen Details und diverse Szenarien in der Theorie eingestellt und erklärt waren, sollte es nun an die praktische Benutzung gehen. Die kleine Pumpe sollte gesetzt werden und Damian entschied zusammen mit unserer Diabetesberaterin, dass die erste Setzstelle am Oberschenkel sein sollte. Gespannt schaute und lauschte er, was die Beraterin machte und wie sie das Setzen und auch das Wechseln erklärte. Natürlich hatte der kleine Mann große Angst. Angst, dass das Setzen der Kanüle schmerzen würde. Er steigerte sich so in seine Panik, dass er nicht nur ganz bitter weinte, sondern auch mal eben in eine üble Unterzuckerung rutschte. Wir hatten keine Wahl und mussten ihn mit dem ersten Auslösen schlicht überraschend überfahren.

Schließlich bleibt zum einen nicht unbegrenzt Zeit, um das Setzen der Kanüle nach der Grundaktivierung vorzunehmen, und zum anderen mussten wir zum Ende kommen, damit Damian sich beruhigte und auch sein Zucker wieder in einen Normalstatus finden konnte.

Wie sich herausstellte, war das zwar nicht die netteste Art gewesen, den ersten Omnipod zu legen, aber die Beste. Nach dem Auslösen dauert es nochmal ein paar Sekunden, bis der Sender den Befehl an den Empfänger übermittelt hatte. Zeit genug um Damian zu sagen, dass es jetzt passieren würde, so dass er für einen Moment das Weinen einstellte und die Luft anhielt. Beim Auslösen gab es zwar ein lautes Knacken, wobei laut hier wirklich relativ ist, da einfach das Umfeld so extrem still war, jedoch gab Damian danach an, dass es eigentlich gar nicht so schlimm war. Er beruhigte sich und bekam von der Diabetologin nochmal Kekse im Wert von einer Broteinheit und einen Pudding im Wert von zwei Broteinheiten. Ich muss ziemlich dämlich aus der Wäsche geguckt haben, als sie meinte, dass sie dafür nichts bolen, sprich abgeben würde. Er hatte ja vor dem Setzen der Pumpe schon eine Broteinheit Gummibärchen bekommen. Mehr als eine Broteinheit hatten wir bei einem Unterzucker noch nie gegeben, da der durch die Pens und das Insulin vorgegebene Spritzabstand gewahrt werden wollte. Wir hätten also bei einer folgenden

Überzuckerung unter Umständen nicht korrigieren können. Denkweisen, die nun von einer Sekunde auf die nächste veraltet waren.

Wir waren in einer für uns neuen Welt angekommen und konnten zu diesem Zeitpunkt noch nicht einmal im Ansatz erfassen, wie großartig diese, ob der unschönen Krankheit, für Damian und auch uns werden würde.

Bei Dir piept`s wohl …

In den nächsten Tagen wurden wir nicht nur im Umgang mit dem Gerät geschult, sondern auch Damian entsprechend eingestellt. Seine Blutzuckerwerte waren in den ersten zwei Tagen mehr oder weniger chaotisch, jedoch ließ sich durchaus erkennen, dass wir uns immer mehr dem momentanen Optimum annäherten. Die Umstellung von Pen auf Pumpe ist zwar von außen her nur ein Wechsel des Therapiegerätes, im Körperinneren jedoch steppt der Bär. Der Körper hatte sich nicht nur an das neue Insulin zu gewöhnen, sondern durfte auch zum ersten Mal seit Ausbruch des Diabetes wieder erfahren, wie es ist, wenn Basalinsulin kontinuierlich, 24h lang abgegeben wird. Das ist nämlich eigentlich der Normalzustand. Insulin wird bei einem gesunden Menschen nicht nur zu den Mahlzeiten ausgeschüttet, um den Zellen die Aufnahme von Zucker zu ermöglichen. Insulin wird im Normalfall in geringen Mengen immer produziert.

Von Tag zu Tag wurde es also besser, und wir fanden unsere, oder besser Damians momentan beste mögliche Einstellung. Auch die Bedienung war ein Kinderspiel. Wie vieles im Leben muss man sich auf neues einfach nur einlassen und gewöhnt sich dann ganz schnell daran. Zugegeben, bei einer Veränderung, von deren positivem Einfluss man absolut überzeugt ist, fällt einem das ein bisschen leichter. Abschließend galt es noch den Pod im Alltag zu testen, bei körperlichen Anstrengungen zum Beispiel, um den Umgang mit der Möglichkeit einer zeitweisen Erhöhung, oder Absenkung des jetzt kontinuierlich laufenden Basalinsulins zu lernen. Also hieß es ab auf den Spielplatz und toben, turnen, klettern. Am Nachmittag wollte ich dann noch zu Fuß vom Krankenhaus zu Damians Urgroßeltern spazieren. Ein Weg, für den man mit einem Kind in dem Alter und einigen Schlenkern durch Seitenstraßen um die anderthalb Stunden brauchen würde. Aber zuerst stand einmal der Spielplatz auf dem Programm. Also nix wie los. Das Wetter war gut, und so kletterte und rutschte Damian fleißig, während ich auf der Bank saß und ein bisschen die Sonne genoss. Alles wunderbar. Nur dieses piepen, das ich auf einmal vernahm, war etwas nervig. Ein anhaltender monotoner Ton, recht hoch, so dass man ihn nicht überhören konnte. Wo der wohl herkam? Von einer der Schwesternunterkünfte oder dem Krankenhaus in der unmittelbaren Nähe? Vielleicht von dem da vorne stehenden Krankenwagen? Oder hatte es etwas mit dem in der Nähe befindlichen Landeplatz für den Rettungshubschrauber zu tun? Ich hatte zwar noch nicht davon gehört, dass man bevor ein solcher landet eine Art Warnton abgibt, aber ich bin ja schließlich nicht allwissend. Das Fiepen wurde immer lauter und auch Damian schien es bemerkt zu haben, denn er kam mit einem dezent irritierten Blick auf mich zu.

Und dann der Geistesblitz, das Geräusch kam weder vom Krankenhaus, noch vom Schwesternheim oder dem Rettungswagen, vom Hubschrauberlandeplatz wurde es ebenso wenig ausgestrahlt. Vermutlich ahnen Sie es schon, und sie liegen richtig. Es kam von Damian. Und als er nur noch um die zwei Meter entfernt war, fing der PDM, also die Steuereinheit der Pumpe ebenfalls unablässig an zu piepen. Ein Blick darauf ließ Panik aufsteigen. „Insulinabgabe gestoppt. Pod sofort auswechseln." Schock. Da ich nicht sicher war, was nun zu tun sei oder auch passieren konnte, schnappte ich unsere Sachen und eilte mit dem Kind in die Klinik und auf unsere Station zurück. Der Vorteil, wenn man von so einem penetranten Geräusch eingehüllt ist, ist, dass wir überall durch kamen. Die anderen Menschen in der Umgebung machten instinktiv Platz und versuchten den Ursprung des fiesen Geräusches ausfindig zu machen. Den einen gelang es eher, den anderen vermutlich gar nicht. Mitleid hatte ich nur mit den Herrschaften, die mit uns im Fahrstuhl gefangen waren und somit dem künstlichen Tinnitus nicht entfliehen konnten.

Auf der Station angekommen lief ich direkt ins

Schwesternzimmer und erklärte, als wenn sie es nicht selber hören würden, dass mein Sohn piepen würde und wir nicht wüssten, was zu tun sei. Man schickte uns auf unser Zimmer und erklärte, dass sie sofort unsere Diabetesberaterin anpiepen würden. Und so war es auch. Diese beruhigte uns und erklärte, dass das der Alarm sei, wenn aus irgendeinem Grund die Insulinabgabe nicht mehr richtig laufen würde. Alles kein Problem. Man müsse zwar den Pod jetzt einen Tag früher als geplant wechseln, aber dank dieses absolut nicht zu überhörenden Alarmes würde man reagieren können, bevor Schlimmes passieren kann. Einen defekten Pod würde man zudem ersetzt bekommen. Man war ich froh, dass uns das noch im Krankenhaus passiert ist. Es ist doch einfacher, wenn man Sonderfälle schon erlebt hat. Auch wenn man noch nicht sicher im Umgang ist, so stellt es in meinen Augen doch eine Erleichterung dar. Mit einem neuen Pod waren wir nun also wieder bereit für weitere Abenteuer, und konnten so wie geplant nach dem Mittag loslaufen, um die Urgroßeltern zum Kaffee zu überfallen.

Pures Glück

Wieder zu Hause, und was soll ich sagen, eine neue Lebensqualität hatte uns schlicht überrannt. Ich meine das im ganz positiven Sinne. Denn zum ersten Mal wieder seit Jahren bestimmte nicht die Uhr, wann wir essen mussten, oder wie viel. Sicher, die Sache mit dem Messen war geblieben, aber was machte das schon. Sie können es sich vielleicht nicht vorstellen, wie euphorisch und glücklich man über ein medizinisches Gerät sein kann, darum möchte ich versuchen, Damians und unsere neu gewonnene Freiheit einmal in Worte zu fassen. Am besten geht das, denke ich, anhand einer kleinen Geschichte.

Es war warm, das Wetter gut, und wir, wie wir es öfters bei schönem Wetter machen, einfach ein bisschen in der Stadt bummeln. Wie immer schlenderten wir durch die Fußgängerzone, und wie immer kam, was kommen musste. „Mama? Darf ich ein Eis haben?" Eine Frage, auf die wir ehrlich gesagt schon gewartet hatten, denn Mama und Papa hatten sich diesbezüglich besprochen und einen geheimen Plan geschmiedet …

Früher lautete die Antwort auf diese Frage nahezu immer: „Versprechen kann ich Dir das nicht, aber wir können ja mal messen und sehen, ob was machbar ist." An diesem Tage erklärten wir Damian, dass uns auch der Sinn nach einer Pause stünde, und wir uns setzen wollten. Wenn es vertretbar wäre, würden wir auch ein Eis essen, und wenn nicht halt einfach alle ein Wasser trinken. Damian war einverstanden, und wir konnten die Hoffnung in seinen Augen sehen, als ich ihm seinen PDM, das neben Steuereinheit für den Pod auch Messgerät war, aus meiner Handtasche reichte. Sein Zucker lag um die 170 mg/dl, und während er traurig die Tasche vom Messgerät schloss und erklärte, wie schade es sei, dass wir beim Mittagessen vergessen hätten, ein bisschen mehr Insulin für eine Nascherei am Nachmittag abzugeben, griff Sebastian nach der Eiskarte und legte sie ihm vor. Der süße Süße wusste nicht, wie ihm geschieht und quiekte vor Freude, als wir ihm erklärten, dass das mit den BE`s zur freien Verfügung jetzt nicht mehr wichtig sei. Dass diese Pumpe in Verbindung mit seinem neuen Insulin nicht nur bedeutete, dass er weniger mit Nadeln drangsaliert werden würde, sondern auch, dass er theoretisch jetzt immer essen durfte was, wie viel und wann er wollte. Das Berechnen würde bleiben, jedoch nun mit der Möglichkeit zu bolen, wann nötig. Und zur Feier dieses Umstandes durfte er sich einen Eisbecher aus der Karte aussuchen. Irgendeinen. Egal wie groß, solange er ohne Alkohol zu bekommen wäre.

Ob er ihn schaffen würde, oder nicht, war uns egal. Hier ging es nicht um den Nutzen wahrer Verhältnismäßigkeiten. Hier ging es nicht um die Befriedigung einer Verschwendungssucht oder ähnliches. Hier ging es einfach nur darum, ein Kind glücklich zu machen. Ein kleiner Junge, der noch nie einen Eisbecher einfach so wählen, und ihn wie auf der Karte beschrieben bekommen und essen durfte. Bisher hieß es immer, ohne Waffel, oder weniger Kugeln und meistens geht nicht, maximal eine Kugel im Becher ist drin.

Damian war also gerade im Eisparadies. Ein Lachen rundete das freudige Quieken ab, und er wählte nach einem Blick auf die Bilder einen riesigen Schokobecher.

Als der Kellner Damians Objekt der Begierde vor ihn auf den Tisch stellte, strahlten seine Augen und er blickte noch einmal fast ungläubig zu uns. Ein kurzes Nicken bestätigte ihm, dass er nicht träumte, und er begann sein Eis ganz langsam, fast schon andächtig, zu löffeln. So, als wartete er ein bisschen darauf, dass wir sagen würden, dass er ihn doch nicht essen durfte. Eine Aussage, die wir natürlich nicht tätigten. Ganz im Gegenteil, es war das schönste Eisessen, das wir verbracht haben. Und alles nur wegen, oder besser dank eines medizinischen Gerätes und einer Portion Eis.

Ein Schokobecher, der hier den Schlüssel zu Damians Glück darstellte, und der erste und einzige Eisbecher, der es schaffte, dass Sebastian beim Betrachten unseres Sohnes mit der Leckerei einen Kloß runterschlucken musste, während es mir die Tränen in die Augen trieb.

Autsch

Unser Leben war wirklich auf einmal viel einfacher. Und auch wenn es primär für uns immer darum geht, dass der Umgang mit der Krankheit für Damian am vorteilhaftesten laufen soll, so muss ich sagen nicht nur er, sondern auch wir haben immens an Lebensqualität gewonnen, seit er die Pumpe hat. Schon alleine die Tatsache, dass wir die Insulinabgabe nun elektronisch steuern konnten und nicht mehr ewig an den Klamotten rumzuppeln mussten, um den Bauch freizulegen, während man versucht die vorbereitete Spritze nicht fallen zu lassen. Ja, auch die Kommentare bezüglich des Spritzens in der Öffentlichkeit, und der daraus resultierenden Belästigung der Umstehenden verschwanden nahezu gänzlich. Zugegeben, man gewöhnt sich an alles, und so waren auch wir bezüglich dieses Punktes mittlerweile abgehärtet, dennoch ist es schöner, wenn solche Beleidigungen gar nicht erst fallen.

Wenn man nicht klarstellen muss, dass das Kind kein Opfer mangelnder Erziehung ist, nur weil er irgendwann mit seinen vier Jahren einer Dame mittleren Alters entgegnete, dass sie halt woanders hinsehen sollte, wenn es sie störe, dass er jetzt Insulin braucht.

Ja, auch die Kinder wachsen in ihre Krankheit hinein. Das

müssen Sie zwar auch, jedoch entstehen Reaktionen und Automatismen, die einen manchmal doch staunen lassen.

Auch wenn man eine Pumpe hat, durch die man eine enorme positive Umstellung erfahren darf, so ändert sich die Tatsache des Messens nicht. Weiterhin galt es, in regelmäßigen Abständen den Blutzucker zu kontrollieren. Damian wusste in der Zwischenzeit ganz genau, dass das beispielsweise vor dem Essen so war. Wenn er jetzt außer der Reihe etwas naschen wollte, so bestimmte er seinen Zucker, nannte mir die Zahlen und zeigte, was er essen wollte. Ein fester Prozess, an dem sich bis heute nicht wirklich etwas geändert hat.

Auch nachts erfolgt noch immer mindestens eine Messung. Im Schnitt zwischen null und ein Uhr. Damian hat sich so daran gewöhnt, dass er schon lange nicht mehr wach wird, wenn wir ihn in den Finger pieken, um einen Blutstropfen zu ergaunern. Als fürsorgliche Eltern nehmen wir dafür natürlich auch Schmerzen in Kauf. Insbesondere an den Füßen, da wir versuchen, mit so wenig Licht wie möglich, auszukommen. Schließlich wollen wir ihn nach Möglichkeit nicht wecken. Der Schein des Flurlichtes reicht da leider oft nicht aus, um alle Tücken eines Kinderzimmers aufzuzeigen. So kommt es also durchaus öfter mal vor, dass wir bei dieser nächtlichen Messung zum Beispiel auf einen Legostein treten. Diese kleinen Dinger sind aber auch tückisch. Zudem bohren sie sich ohne Rücksicht auf Verluste in die Fußsohlen. Während wir versuchten geräuschlos zu fluchen, kümmert das diese kleinen Plastikgesellen nicht im Geringsten. Im Stabilitätstest Fuß gegen Baustein muss ich klar und neidvoll zugeben, dass der Baustein gewinnt – immer. Doch wer glaubt, dass das die einzigen Tücken in einem Diabetiker Kinderzimmer des Nachts sind, den kann und muss ich eines Besseren belehren.

Im Regelfall messen Sebastian und ich nachts immer zusammen Damians Zucker. Nicht, dass das unbedingt nötig wäre, jedoch hat sich herausgestellt, dass wir besser damit klarkommen, einfach bis zu dieser Messung aufzubleiben, als nach vielleicht einer Stunde im Bett und gerade eingeduselt wieder aufzustehen. Und da es kaum etwas Niedlicheres gibt, als schlafende Kinder ist es bis auf wenige Ausnahmen schon zum Ritual geworden, das wir beide zu ihm gehen.

Dieses eine Mal jedoch nicht. Oder schon, aber nicht zeitgleich. Sebastian war noch damit beschäftigt sein Computerspiel zu speichern und den PC auszuschalten, als ich beschloss schon mal vorzugehen und die Maus zu messen. Wie immer ließ ich das Licht in seinem Zimmer aus und begnügte mich mit dem in das Zimmer fallende Flurlicht. Sorgsam versuchte ich allen Fußfallen auf dem Weg zu seinem Hochbett zu entgehen. Ich stieg auf die Leiter die am Bett war und machte mich daran, eine Hand des Kindes aus der Decke zu wursteln, um seinen

Zucker bestimmen zu können. Schön vorsichtig, schließlich wollte ich ihn ja nicht wecken. Alles klappte, nicht nur, dass er - wie eigentlich immer – einfach weiterschlief, er hatte auch einen tollen Zuckerwert, der für uns ebenfalls eine ruhige Nacht, ohne weiteres Messen bedeutete. Niedlich, wie er da so schlief, und so konnte ich nicht anders, ich musste bevor ich meinen gefahrvollen Rückweg durch die Welt der auf dem Boden befindlichen Bausteine antrat, noch schnell seine Nase stupsen. Ein fataler Fehler, wie sich herausstelle. Denn ich hatte nicht damit gerechnet, dass er im Schlaf zuschnappen würde. Ja, genau so war es. Während ich langsam und zärtlich seine Nase stupste, da ich ihn ja weiterhin nicht wecken wollte, griff bei ihm der Unterzuckerungsautomatismus. So nennen wir ihn jedenfalls. Er schien zu spüren, dass da etwas ist und biss herzhaft zu. Nicht ins Leere, sondern genau in meine Nase. Tja, und das war es dann mit der Ruhe. Ich ließ einen Schrei los und konnte meinen Kopf schnell zurückziehen, als Damian nachschnappte. Auch das stimmt, er fing wirklich an nachzuschnappen, da ja nicht alles in seinem Mund war und zu kauen, obwohl in der Zwischenzeit meine Nase – wenn auch leicht malträtiert - in Sicherheit war. Ich hatte so laut geschrien, dass Sebastian die Treppe hochgerannt kam, weil er dachte, Gott weiß was sei geschehen. Damian hingegen reagierte nur mit einem Handwedeln, so als verjagte er eine nervige Fliege, die sich auf sein Gesicht setzen wollte.

Nichts hatte er mitbekommen und hielt es am nächsten Morgen ernsthaft für einen Scherz, als wir ihm auf die Frage, warum ich so Abdrücke an der Nase hätte, die Wahrheit sagten. Eine Geschichte, die vermutlich noch meine Enkel und Urenkel zu hören bekommen werden, aus der ich jedoch gelernt habe, dass es im Kinderzimmer eines Diabetikers weit größere Gefahren gibt, als herumliegende Legosteine.

Entscheidungswege

Damians Pumpe zeigte auch in den Folgemonaten, dass es eine der besten Entscheidungen war, die wir treffen konnten. Nicht nur die Umstellung auf eine Pumpe, sondern auch genau die Wahl dieses Modells erwies sich für alle als goldrichtig. Leider ist es in der Regel so, dass Ärzte Geräte bestimmter Firmen bevorzugen. Egal, ob es sich um ein Glucose Messgerät, einen Pen, oder eine Pumpe handelt. Auch wenn ich es nicht sicher weiß, so ist doch die Vermutung mehr als naheliegend, dass es hier zwischen Medizinern und Unternehmen geschlossene Verträge gibt. Verträge, die die Beratungsfreiheit leider teils massiv beschneiden. Wir haben das Glück, in einer diabetologischen Praxis in Behandlung zu sein, in der das nicht er Fall zu sein scheint. Hier wird nicht nur mit der Zeit gegangen und sich immer wieder über Neuerungen informiert, man gibt diese auch an die Patienten weiter. Dieser Umstand ist es, der uns als Eltern wahrhaftig die Möglichkeit gibt, immer ein Therapiesystem zu wählen, das für Damians individuelle Bedürfnisse am passendsten ist. Ich würde mir wünschen, dass jeder Mediziner so verfahren würde, doch lehrt uns die Realität hier leider etwas anderes. Dazu ist es vielen Betroffenen leider noch immer nicht bekannt, dass sie sich zum Beispiel im Falle der Entscheidung für oder gegen einen Pumpentyp, auch bei der Herstellerfirma des Gerätes informieren können. Und genau das sollte man gegebenenfalls auch machen. Oder haben sie den Mann, oder die Frau geheiratet, die jemand anderes für sie bestimmt hat? Diese Zeiten sind zum Glück vorbei, und dank des medizinischen Fortschritts haben Betroffene jetzt die Wahl. Die Wahl eine Therapieform und die entsprechenden Utensilien zu bestimmen, die sich in den individuellen Alltag am besten integrieren. Für die, die das Glück haben, sich nicht mit dieser Materie auseinandersetzen zu müssen sei gesagt, Pumpe ist nicht gleich Pumpe. Sie stellen zwar alle die überlebenswichtige Versorgung mit Insulin sicher, haben jedoch an sich diverse Unterschiede. Stellen Sie sich vor, sie suchen ein Telefon. Egal ob Festnetz, oder Handy, die Geräte unterscheiden sich alle, obwohl man gleichwohl mit allen auch einfach nur telefonieren kann. Nicht jeder braucht ein Smartphone oder fünf Nebengeräte.

Ebenso gilt es jedoch festzuhalten, dass der eine oder andere Diabetiker sich schwerer tut, das Leben mit dem so gewohnten Pen, oder der mittlerweile unfreiwillig tolerierten Spritze hinter sich zu lassen und sich auf das ungewohnte und absolut andere Terrain einer Pumpe zu begeben. Eine gesunde Skepsis ist normal und vermutlich auch wünschenswert. Umso erfreulicher ist es dann, solch eine positive Überraschung erleben zu dürfen, wie es nicht nur bei uns der Fall war.

Josephine G., 19 Jahre, Gütersloh:

„Ich habe vor ungefähr einem Monat vom Pen zur Pumpe gewechselt. Am Anfang war ich mir noch nicht so sicher, ob es die richtige Entscheidung war, weil ich Fußball spiele und am Anfang hat mich die Pumpe gestört und ich musste erst mal noch die beste Möglichkeit finden, wie ich die Pumpe beim Fußball trage. Doch seit ca. 2 Wochen läuft es super. Durch die Pumpe kann ich jetzt besser Unterzuckerungen während des Fußballs vermeiden und kann so fast immer 100 % Leistung bringen ...

Das war eine meiner ersten positiven Erfahrungen mit der Pumpe."

11.
Kapitel

Einmal Hölle und zurück, bitte!

Es war Sommer, und während wir, wie viele andere auch das Wetter mit Besuchen im Freibad und massigem Grillen ehrten, sollte uns doch bald absolut unvorhergesehen der Boden unter den Füßen weggerissen werden.

Eines Nachts im besagten Sommer wurde ich wach, weil Damian mich rief. Die Tatsache, dass ich ihn hörte, obwohl er in einem ganz anderen Raum lag und unsere Schlafzimmertür geschlossen war, kann ich eigentlich nur auf mütterlichen Instinkt zurückführen. Eine Begebenheit, die jede Mutter kennt, der man nicht vertrauen muss, es aber doch des Öfteren sollte. Ich stand also auf und ging in sein Zimmer. An seinem Bett angekommen erklärte er mir nuschelnd, dass er auf die Toilette müsste. Ich war entsetzt, dass er mich deswegen gerufen zu haben schien. Schließlich war er mittlerweile fast sechs Jahre alt, und sehr wohl im Stande diesen Umstand ohne Hilfe zu meistern. Ich stellte ihn also erstmal in den Senkel, warum er mich deswegen rief und empfand seine genuschelten Laute als zusätzliche Provokation. Ich schlug seine Bettdecke weg und erschrak, als ich sein linkes Bein seltsam verdreht liegen sah. Verstehen Sie mich nicht falsch, es war nicht verletzt oder so, es lag nur in einer Position, die nicht zu seiner restlichen Körperhaltung passte. In Panik geraten bat ich nicht nur darum, dass er mir sagte, was mit seinem Bein sei, ich schrie ihn eher an. Auch Sebastian war in der Zwischenzeit ans Bett gekommen und ebenso erschrocken. Es war klar, dass etwas nicht stimmte, doch noch konnten wir die Situation nicht erfassen. Damians Blase entleerte sich und Sebastian trug ihn ins Bad und setzte ihn trotzdem nochmal aufs Klo. Wir redeten auf ihn ein, dass er uns sagen sollte, was los sei. Die Antwort bestand nur aus brummenden Geräuschen. Als er auf dem WC saß und losgelassen wurde, kippte er in vollem Bewusstsein seitlich weg. Sebastian nahm ihn und legte ihn auf die Badematte. Sein linkes Bein und sein linker Arm blieben so liegen, wie sie abgelegt wurden. In Damians Blick war dieselbe Panik zu erkennen, die auch uns befallen hatte und so rannte ich zum Telefon, um den Notarzt zu rufen.

Sebastian hatte dem Kind in der Zwischenzeit trockene Sachen angezogen, und auch ich hatte schnell Socken angezogen und einen Pulli über das Schlafshirt geschmissen. Während

Sebastian Damian, der halbseitig gelähmt zu sein schien, ins Erdgeschoss trug und sich nochmal um die Bestimmung des Blutzuckers kümmerte, sorgte ich für die mir am Telefon genannte Festbeleuchtung im Haus und wartete an der Straße auf den Krankenwagen. Sehr schnell kamen gleich zwei Wagen an und die Notärzte stürmten mit mir ins Haus. Sie verabreichten ihm Medikamente und bestimmten seinen Blutzucker. Er war recht niedrig, so dass er etwas Glucose bekam und dann auch schon in den Rettungswagen gebracht wurde. Dort wurde ein Zugang gelegt, und während Sebastian zurückbleiben musste, um noch Fragen zu beantworten, ging es für Damian und mich mit Sirene und Blaulicht in die Klinik. Im Krankenwagen verschlechterte sich Damians Zustand noch einmal erheblich, und wenn ich bis dato geglaubt hätte, das der Diabetes uns damals vor unsere schlimmste Prüfung gestellt hätte, so habe ich mich geirrt. Jetzt war ich in der Hölle. Nervlich selber am Ende versuchte ich Damian Mut und Kraft zuzusprechen. Er blieb nicht die komplette Zeit bei Bewusstsein, und konnte mich zudem nicht mehr sehen, da er den Kopf nicht mehr bewegen konnte. Meine Stimme und Berührungen mussten somit reichen. Schon im Krankenwagen wurde mir gesagt, dass Damian ziemlich sicher einen Schlaganfall hätte, und wir deswegen nicht in die nächstgelegene Klinik fahren würden, sondern in die mit dem neurologisch passenden Equipment.

Trotz allem waren wir sehr schnell da und wurden auch schon mit einem fast einschüchternden Empfangskomitee erwartet.

Nach etlichen Untersuchungen wurde uns auch von Seiten des Krankenhauses die Diagnose Schlaganfall bestätigt. Unser Glück war es, so erklärte man uns, dass wir schon während dieser noch vonstattenging, die Rettung gerufen hätten, und diese schon in unserem Wohnzimmer ein für einen solchen Fall bestimmtes Medikament zur Blutverdünnung und Gerinnungshemmung verabreicht hätten. Die Symptome würden zurückgehen. Wie weit, würde die Zeit und weitere Untersuchungen zeigen.

Ich habe lange überlegt, ob ich in meinem Buch über das Leben mit Diabetes diese Geschichte einfließen lassen sollte. Letztendlich habe ich mich dafür entschieden, um aufzuzeigen, dass es weiß Gott schlimmeres gibt als zuckerkrank zu sein. Auch wenn man sicher bei Diagnosestellung erst einmal einen Schock bekommt, ist es schlicht unabdingbar, sich wieder seinen Weg zurück ins Leben zu suchen und zu finden. Das Leben steckt nun mal voller Überraschungen und leider sind nicht alle positiver Natur. In unserem Fall ging übrigens alles gut aus. Damian hat keine gravierenden Schäden davongetragen. Ein paar motorische Defizite sind auch jetzt, drei Jahre später noch zu erkennen, aber nichts, was man nicht mit Ergotherapie früher oder später wieder in den Griff bekommen kann.

Ärzte

Während der Zeit mit Schlaganfall im Krankenhaus, und das sind ja nun mal ein paar Tage, die man dieser Institution nicht entfliehen kann, darf und will, trug sich noch eine andere Erfahrung zu, die ich hier schildern möchte. Es war ein heißer Sommer und in einem Krankenzimmer, ohne Klimaanlage, der Mittagssonne zugewandt, bleibt früher oder später ein Sauna - Feeling nicht aus. Während wir am Krankenbett schwitzten, als ob es kein Morgen mehr geben würde, fror Damian und bestand auf seine Bettdecke. Er selbst schwitzte nicht, jedoch entschied das Insulin in seiner Pumpe, das es ihm definitiv auch zu warm war. Es kippte, und das Ergebnis zeigte sich durch Zuckerwerte in exorbitant hohem Ausmaß. Keine Korrektur kam durch, und so blieb uns nur ein Podwechsel außer der Reihe. An sich kein Problem hätte nicht auch parallel der PDM selbst eine Fehlermeldung gezeigt, die uns bis dato fremd war. Der momentane Klinikaufenthalt bezog sich ausschließlich auf die aktuelle Symptomatik, sprich den Schlaganfall. Was den Diabetes betraf, waren wir selber und alleine zuständig. Doch nutzten wir die Gelegenheit und fragten beim ansässigen Klinikdiabetologen nach. Um Damian zu korrigieren gab es schnell einen Insulinschub mittels einer

Spritze. Das war das kleinere Problem. Aber unseren PDM, nein unser gesamtes Pumpensystem betrachtete er, als wären es kleine grüne Männchen vom Mars. So ein Gerät hatte er noch nie gesehen. Wo war denn der Schlauch? Und wie funktionierte das? Ein Stück weit erinnerte mich das Szenario daran, wie es ist, wenn man mit einem Kind in einem Spielzeugladen steht. Nur, dass hier ein Mann eine für ihn interessante und neuerliche technische Gerätschaft in seinen Händen hielt.

Zum Glück waren wir auf Grund der externen Insulinversorgung tiefen entspannt und konnten dem Doc einen Moment des Staunens gönnen. Klar war jedoch, dass wir beim Hersteller würden anrufen müssen, um sicherzugehen, was zu tun sei. Während Sebastian also mittels Internet im Schwesternzimmer die Nummer in Erfahrung brachte und per telefonischen Anweisungen das PDM wieder flott machte, stellte ich mich den Fragen des Arztes bezüglich unserer Pumpe.

Auch wenn wir hier einen sehr aufgeschlossenen Arzt erleben durften, der sein Unwissen auf mangelnde Klinikgelder bezüglich Weiterbildung schob, so haben wir auch später noch erfahren müssen, wie frische Diabetiker, jeden Alters, gerne noch mit Einwegspritzen an ihre Krankheit herangeführt werden. Kommt man mit diesen, oder bei Kindern den Eltern ins Gespräch, ist man teilweise durchaus entsetzt über die altbackenen Behandlungsmethoden, die an einigen Kliniken noch vorherrschen. Als Frischling jedoch weiß man es ja noch nicht besser und nimmt somit auch die obskursten Aussagen als gegeben hin. Dankbar über unseren Diabetologen, der versucht immer mit der Zeit zu gehen, um auch entsprechend beraten zu können, komme ich nicht umhin an dieser Stelle darauf aufmerksam zu machen, dass es gerade als Typ 1 Patient nicht schadet, sich verschiedene Meinungen bezüglich der Behandlungsmöglichkeiten einzuholen.

Der PDM war übrigens schnell wieder flott und ein neuer Pod konnte gesetzt werden. Damians Zucker stabilisierte sich wieder und um eines weiteren Ausfalles vorzubeugen, haben wir einfach ein Kühlkissen aus dem Kühlschrank mit einem Verband auf der Pumpe fixiert. Kein modisches Highlight, aber eines, das funktionierte …

Es muss nicht immer gleich ein Schlaganfall sein wie bei uns. Dennoch gehören auch andere Krankheiten mit zum Leben dazu, und nur weil man Diabetes hat, ist man vor ihnen nicht gefeit. Wem das Loch in das er nach der Diagnosestellung Diabetes gefallen ist, zu tief erscheint, um wieder raus zu kommen, dem empfehle ich, sich bewusst zu machen, dass es trotz der unbestreitbaren Ernsthaftigkeit in Bezug auf den Diabetes weit Schlimmeres gibt. Um hierzu abschließend ein

Filmzitat zu benutzen: „Es gibt immer einen noch größeren Fisch."

Damian war übrigens bald schon wieder der Alte, bis auf ein paar motorische Defizite, die wir aber vermutlich in einigen Jahren auch wieder aufgeholt haben. Er ist lebensfroh und keck, wie zuvor. Ein wahres kleines Vorbild, das sich durch nichts die Lebensfreude und die Kindheit vermiesen lässt.

Rebecca K., 25 Jahre, Euskirchen:

„Letztes Jahr, Mitte September ist es über uns hereingebrochen ...

Mit der Vermutung eines bakteriellen Infektes sind wir mit unserem Sohn (4 Jahre) in die Notaufnahme. Die Diagnose lautete jedoch Diabetes Typ 1 und Zöliakie. Er durfte lange nicht in den Kindergarten, dann eine Zeit erst mal nur mit mir als Begleitung. Mittlerweile darf er wieder alleine, sprich ohne Begleitung und auch zum Mittagessen bleiben. Sicher ist es schwer wieder in den Alltag zu finden, aber es klappt, zumindest annähernd. Unser Sohn ist dennoch ein normales Kind und spielt ausgelassen wir andere in seinem Alter auch ..."

Susanne S., 44 Jahre, Wangels:

„Mein Sohn hatte von Anfang an "Startschwierigkeiten". Er war ein Schreikind und hatte autoaggressives Verhalten. Ein Besuch beim Osteopathen half. Er stellte fest, dass mein Sohn Schmerzen hatte von zu kurzen Rückenmarkhäuten. Er hatte weiterhin Entwicklungsdefizite und bekam Ergotherapie und Krankengymnastik.

Nun ist er 11 Jahre alt, ein Förderkind in der Schule und der IQ - Test war im unteren Normbereich.

Das erschwert den Alltag, weil wir nicht einschätzen können, ob er stur, vergesslich und oberflächlich ist, oder ob er einfach nicht in der Lage ist, einige Situationen zu meistern. Oft kämpft er damit, dass er sich ungerecht behandelt fühlt. Warum hat er diese Krankheit, diese Defizite, und seine Geschwister nicht? Der Diabetes nervt ihn, ob das nach der Pubertät besser wird werden wir sehen. Dennoch spielt er mit ganz normalen Spielsachen, und erlebt auch typische Kinderabenteuer, die alle seine Krankheit für einen Moment vergessen lassen."

Hypo, Hypo

Ich war mit Damian den ganzen Nachmittag unterwegs gewesen. Hier Krankengymnastik, da einkaufen, dort noch schnell neue Rezepte holen, es summiert sich dann doch immer irgendwie, und so waren wir unendlich froh, wieder zu Hause zu sein. Im Flur angekommen bat ich Damian wie immer, seine Schuhe gleich auszuziehen. Schließlich hatte es geregnet, und ich wollte den Dreck nicht im ganzen Haus verteilt haben. Doch anstatt zu handeln wie geheißen, blieb er auf der Stelle stehen und schaute mich verträumt an. Ich zog meine Schuhe und meine Jacke aus und wiederholte meine Aufforderung. Keine Reaktion. Und dann wie aus dem nichts wurde er kreidebleich, verdrehte die Augen und viel mir in die Arme. Zum Glück war ich in seiner Nähe und konnte ihn auffangen. Ich trug ihn schnell auf die Couch und stellte fest, dass er nur noch minimal ansprechbar war. Mit einem Satz war ich in der Küche und schnappte mir eine Hand voll Traubenzucker.

Während in anderen Haushalten eine Obstschale den Wohnraum oder die Küche ziert, so ist bei uns eine Schale mit verschiedenen Traubenzuckern. Ein sich besonders leicht und dadurch schnell auflösender Traubenzucker fand dann erst mal, so schnell ich konnte, den Weg in Damian Mund. Ein Zweiter folgte, und dann erst wagte ich den kurzen Gang zurück in den Flur, um das Messgerät aus meiner Handtasche zu holen. Die Messung ergab einen Wert von 12 mg/dl.

Für alle, die sich nicht auskennen sei gesagt, das ist nicht nur niedrig, sondern sehr, sehr niedrig.

Man spricht von einer Unterzuckerung per Definition ab einem Wert von 50 mg/dl oder drunter. Fakt ist jedoch, dass sehr viele Diabetiker schon ab einem Wert von 60 mg/dl, manchmal sogar 70 mg/dl hypoglykämische Anzeichen, oder besser Warnzeichen spüren.

Man unterscheidet in leichte, mittelschwere und schwere Unterzuckerungen, die je nach Grad auch unterschiedliche Anzeichen mit sich bringen. Anzeichen, die nicht nur den Betroffenen, sondern auch die Umstehenden erkennen lassen können, was Sache ist. Sofern sie zumindest schon einmal davon gehört haben. Als häufigstes Symptom einer leichten Unterzuckerung kommt es oft zu einem Gefühl von Heißhunger, Schweißausbrüchen, feuchten Händen, Herzrasen, und Konzentrationsstörungen. Meist treten sogar mehrere dieser Anzeichen gleichzeitig auf. In seltenen Fällen haben Diabetiker schon bei leichten Unterzuckerungen mit den allgemein bekannten „weichen Knien" zu kämpfen. Diese Anzeichen sollte man nicht ignorieren, sondern wenn man sie wahrnimmt, ob nun bei einem selber, oder als Außenstehender bei einem anderen handeln und den Blutzucker bestimmen, beziehungsweise bestimmen lassen. Bei einer mittelschweren Unterzuckerung kommt es zusätzlich in vielen Fällen zu einem Körperzittern oder auch leichtem Taumeln, Sehstörungen und auch zu einer ungewöhnlichen Reizbarkeit. Handelt es sich, wie hier in Damians Fall, um eine schwere Unterzuckerung, kann es nicht nur zu einer gravierenden Bewusstseinstrübung, sondern auch zu einer Bewusstlosigkeit kommen. Der Übergang von einem ins andere erfolgt innerhalb weniger Momente, und nicht wenige berichten hier sogar von Krampfanfällen.

Ein Diabetiker kann sich im Stadium einer schweren Unterzuckerung nicht mehr selber helfen und muss ohne Hilfestellung anderer darauf bauen, dass die Leber die gespeicherten Zuckervorräte, um es mal vereinfacht auszudrücken, frei gibt und er nach Stunden der Bewusstlosigkeit wieder aufwacht. Ist die Leber dazu nicht im Stande, da ihre Reserven nicht aufgefüllt sind, oder sie durch Alkohol oder andere Medikamente blockiert ist, so kann die Unterzuckerung durchaus auch ein tödliches Ende nehmen. Auch wenn man es nicht gerne hört, aber statistisch betrachtet enden leider auch heute noch circa zehn Prozent aller schweren Unterzuckerungen endgültig.

Das erklärt, warum Betroffene, oder auch ihre Begleiter sich manchmal einfach so, noch vor dem Bezahlen an der Kasse im Supermarkt, an Lebensmitteln gütlich tun, oder versuchen sich bei einem Volksfest an einem Getränkestand vorzudrängen.

Aber zurück zu Damian und seinen 12 mg/dl. Ich merkte, dass der Traubenzucker seine Wirkung tat und er weniger in Richtung Bewusstlosigkeit, sondern eher in Richtung Wahrnehmung tendierte. Dennoch waren die zwei Stücke Traubenzucker zu wenig, um ihn wieder hochzubekommen. Also holte ich alles aus der Küche, was ich irgendwie tragen konnte. Schokolade, Kekse, Gummibärchen, Marzipan, Limo.

Zuerst versuchte ich Damian dazu zu bewegen Limo mittels eines Strohhalmes zu trinken. Er wollte natürlich nicht. Wenn es nach ihm gegangen wäre, so würde er nur in Ruhe gelassen werden wollen und nichts machen, außer sich den Ermüdungserscheinungen seines Körpers hinzugeben und zu schlafen. Mit seinen letzten Kräften versuchte er mich weg zu kämpfen. Kratzen, schlagen, beißen, treten, in einem solchen Zustand kann alles passieren. Aber es hilft nichts. Er musste essen und ich musste die Ruhe bewahren, so gut es ging. Schließlich habe ich mit unermüdlicher Hartnäckigkeit und Zwang sowie dem Versprechen, dass ich ihn in Ruhe lasse, wenn er noch etwas Limo trinkt und dazu ein bisschen Marzipan isst, gewonnen. Er hielt sich an seinen Teil der Abmachung und ich mich an meinen. Zugegeben, nicht ganz fair, da ich auf Grund der Erfahrungen mittlerweile genau wusste, dass er zwar noch nicht ausreichend Kohlenhydrate gegessen hatte, aber dennoch genug, um in zehn Minuten wieder so fit zu sein, dass er selber noch etwas haben wollen würde. Und dann würde er ganz freiwillig noch ein paar langsame Kohlenhydrate essen.

Einige fragen sich sicher, warum ich nicht schon vorher auf die von mir beschriebenen Symptome bei einer Unterzuckerung reagiert habe. Nun leider gehört Damian zu den ganz seltenen Fällen von Diabetikern, die bevorstehende Unterzuckerungen nahezu nie bemerken. Infolgedessen kann er oft nicht darauf aufmerksam machen, dass sie auftreten, sofern sie es denn tun. Man erkennt als externer bei ihm zwar anhand der Augenfarbe eine Unterzuckerung, jedoch hatte ich weder während der Fahrt, noch beim Ausladen, darauf geachtet.

So schrecklich diese Momente auch immer sind, umso mehr Routine erhält man im Laufe der Zeit damit.

So gibt es durchaus auch Unterzuckerungen, bei denen Damian sich partout weigert, etwas zu sich zu nehmen. Momente, in denen es infolgedessen sehr brenzlig werden könnte und der Grad des zum Wohle des Kindes handeln sehr, sehr schmal wird. Es sind die Unterzuckerungen, die uns und unser Umfeld schocken, und doch meistert man sie dennoch immer routinierter.

Ich werde zum Beispiel nie vergessen, wie Damian sich einmal so sehr wehrte und die Lippen aufeinander presste, dass unsere einzige Alternative zum Krankenwagen darin bestand, dass Sebastian ihn festhielt und ich ihm mit der einen Hand die Nase zuhielt, um dann, als er den Mund öffnete, um Luft zu holen, schnell ein Traubenzucker rein schob und statt der Nase dann den Mund zuhielt, damit er es nicht wieder ausspucken konnte.

So Geschichten gehen einem an die Nieren, und man muss sich absolut nicht dafür schämen, wenn man als Eltern dann auch die eine oder andere Träne vergießt. Schließlich will man nur das Beste für das Kind, auch wenn dieses das Beste in dem Moment eher als eine Qual empfindet.

Uns ist im Laufe der Jahre immer wieder aufgefallen, dass Damian sich jedoch, wenn er wieder richtig bei sich ist, an diese Aussetzer nicht mehr erinnert. Er weiß weder, dass er um sich geschlagen hat, noch dass er das Essen verweigert hat. Zum Glück kommen diese absolut schweren Unterzuckerungen bei denen er so reagiert sehr, sehr selten vor. Und mittlerweile ist er in einem Alter, in dem er sich selber denkt, was los war, wenn er wieder klar ist, und ich noch die eine oder andere Träne wegdrücken muss. Er nimmt mich dann in den Arm und sagt ganz ruhig: „Mama, tut mir leid, wenn ich wieder böse war. War es sehr schlimm?". Ein Moment, in dem ich meist wieder erneut mit meiner Sentimentalität zu kämpfen habe, um seine Liebkosung dann zu erwidern und ihm zu sagen, dass egal was war, jetzt alles wieder gut ist. Innerlich hofft man dann, dass die nächste schwere Unterzuckerung in weiter, weiter Ferne liegt. Und manchmal hat man Glück und es sind Wochen oder sogar Monate dazwischen.

Der orangene Engel

Wo wir gerade bei Unterzuckerungen sind ...

Kennen sie eigentlich den besten Freund eines Diabetikers? Nein? Dann möchte ich ihnen von ihm erzählen. Er lebt meist im Kühlschrank und wird gerne auch orangener Schutzengel genannt. Nahezu jeder DM Patient hat einen und falls nicht sollte er sich einen verschreiben lassen. Die Rede ist von einer Box, von der alle Diabetiker hoffen, dass sie kaum, am besten niemals verwendet werden muss. Einige wissen jetzt schon, was ich meine. Für die, die es nicht wissen hier die Auflösung: Es geht um die Notfallspritze, oder auch bekannt als das GlucaGen HypoKit. Eine nette, kleine in aufdringlichem orange gehaltene Plastikbox, in der sich die Spritze befindet, die über Leben und Tod entscheiden kann. Klingt dramatisch? Ist es leider auch. Während der ein oder andere Diabetiker jetzt im Sprint zum Kühlschrank hechtet, um das Verfallsdatum zu prüfen, fragen sich andere vielleicht wie das noch mal geht, die Sache mit dieser Notfallspritze, und wieder andere verstehen nur Bahnhof. Wer selbst nicht von Diabetes Typ 1 betroffen ist, kennt sie im Normalfall auch nicht, und weiß mit dem bisher geschriebenen vermutlich gar nichts anzufangen. Und genau hier möchte ich ansetzen und ein bisschen aufklären, bzw.

vorhandenes Wissen wieder auffrischen. Jeder, der im Umfeld eines Diabetikers lebt, sollte über dieses Set Bescheid wissen. Denn dieses kommt in der Regel erst dann zum Einsatz, wenn der Diabetiker selbst nicht mehr bei Bewusstsein ist. Egal wo sich in ihrem Umfeld ein Typ 1 Diabetiker verbirgt, es schadet nicht, wenn sie wissen wo dieser seinen orangenen Engel aufbewahrt, beziehungsweise, wenn sie selber der Patient sind, die Menschen in Ihrem nahen Umfeld entsprechend zu instruieren. Ausnahmsweise gilt mal das Motto: „Viel hilft viel." – je mehr Menschen das Set kennen, desto besser. Diese Spritze ist eine Notfallinjektion, die auch nur in einem solchen anzuwenden ist. Kurz zu den Fakten: Sie ist verschreibungspflichtig, lagert in einer versiegelten, lichtundurchlässigen, orangenen Box und sollte immer kühl bei zwei bis acht Grad, am besten im Kühlschrank, aufbewahrt werden. Eine Lagerung bei Zimmertemperatur verkürzt die Haltbarkeit des GlucaGen HypoKit auf nur 18 Monate. Der Inhalt reicht für genau eine einzige Injektion. Ein Grund mehr zu wissen, was das Set macht, und wie es anzuwenden ist. Denn muss diese Spritze zum Einsatz kommen, kann der Zuckerkranke selbst nicht mehr helfend einschreiten. Es handelt sich um eine der Situationen, in der Zivilcourage gefordert sein kann und somit ist spätestens hier der Moment gekommen, der es eigentlich unabdingbar macht, dass sie nun erst recht weiterlesen, anstatt diesen Teil zu überblättern. Denn nur durch Wissen kann man in einer solch wichtigen Situation - die ich im Übrigen weder einem Diabetiker, noch dem der reagieren muss wünsche - über seinen Schatten springen und handeln. Am Ende des Buches, findet sich daher nochmal eine Gebrauchsanweisung für den Umgang mit dem GlucaGenKit. Vielleicht kopieren sie sich diese und hängen sie in der Firma an den Kühlschrank, in dem das Notfallset eines Diabetikers liegt? Nur so als Idee, sollte einer ihrer Arbeitskolleginnen oder Kollegen, oder sie selbst unter Diabetes leiden.

Wie eben schon kurz erwähnt, kann ein Typ 1 Diabetiker nicht mehr helfend zur Seite stehen, wenn der orangene Schutzengel seine Arbeit aufnehmen muss. Warum? Diese Notfallspritze heißt unter anderem „HypoKit", da sie nur in einer solchen einzusetzen ist. „Hypo" steht hier für Hypoglykämie, oder auch Unterzucker. Diese Injektion findet dann Verwendung, wenn der Diabetiker auf Grund seines Unterzuckers das Bewusstsein verliert. Keine Panik, das ist sehr, sehr selten der Fall. Wir haben es in mittlerweile über sechs Jahren Diabetes nicht einmal benutzen müssen.

Im Normalfall messen Diabetespatienten regelmäßig ihren Zucker und können so entsprechend rechtzeitig auf die ermittelten Werte reagieren. Zudem gibt es die in meiner vorherigen Geschichte erwähnten diversen Anzeichen, die eine bevorstehende Unterzuckerung erkennbar machen und auf die Betroffene meist automatisch reagieren. Zum Beispiel durch den Verzehr eines Stück Traubenzucker oder etwas anderem Kohlenhydrathaltigem, das der Unterzuckerung entgegenwirkt.

Kommt es doch einmal zu dem seltenen Fall, dass ein Diabetiker in ihrer Gegenwart in Folge einer Hypoglykämie bewusstlos wird, beachten Sie bitte, dass Sie ihm unter keinen Umständen etwas zu essen oder zu trinken geben. Ein bewusstloser Betroffener könnte daran ersticken. Der richtige Weg ist in einem solchen Fall, zur Notfallspritze zu greifen. Diese aktiviert die Zuckerreserven, die in der Leber gespeichert sind. Technisch erklärt, ermöglicht die Leber die Umwandlung von Glycogen, sprich Leberstärke, in Glucose, sprich Zucker, und gibt diesen in den Blutkreislauf ab. Die Folge davon ist, dass der Bewusstlose nach wenigen Minuten wieder zu sich kommt. Ein GlucaGen HypoKit besteht aus einer mit entkeimtem Wasser gefüllter Spritze und einer Ampulle, in der sich Glucagon-Pulver befindet. Glucagon ist ein Peptidhormon, welches übrigens der Kontrahent des Insulins ist und ebenfalls in der Bauchspeicheldrüse produziert wird.

Eine Mischung dieser beiden Stoffe muss dem bewusstlosen Diabetiker in Oberschenkel, Oberarm, Po oder Bauch gespritzt werden. Die Nadel ist stabil, so dass man durch die Kleidung spritzen kann. Keine Sorge, dazu müssen sie kein Mediziner oder eine ausgebildete Pflegekraft sein. Die Injektion erfolgt nicht intravenös, sondern wird in das Unterhautfettgewebe gespritzt. Hiervor brauchen sie keine Angst haben, sie tun dem Bewusstlosen nicht weh.

Am besten oder besser am schnellsten soll die Mischung übrigens im Oberschenkel ihre Wirkung erzielen, kommt man an diesen jedoch schlecht ran, einfach eine andere der genannten Stellen verwenden. Oft kommt an diesem Punkt die Frage auf, ob man nicht einfach nur die Rettung rufen kann. Ich persönlich würde auch in jedem Fall immer dazu raten, in einem solchen Fall einen Notruf abzusetzen. Es entbindet meines Erachtens jedoch leider nicht automatisch vom Umgang mit der Spritze. Ich möchte es ungern überdramatisieren, aber wenn ein Typ 1 Diabetiker schon bewusstlos ist aufgrund eines Unterzuckers, kann jeder Moment zählen. Insbesondere dann, wenn man die näheren Umstände der letzten 24 Stunden im Leben des Betroffenen nicht genauestens kennt. Ich bin natürlich kein Arzt, nur Mama, aber dennoch lautet mein persönlicher Rat ganz klar: Notfallspritze abgeben und zusätzlich die Rettung rufen. Am besten auch in dieser Reihenfolge. Leider gibt es Situationen, in denen auch der orangene Schutzengel nicht helfen kann. Mir persönlich sind zwar nur vier bekannt, dennoch möchte ich diese auch noch schnell erwähnen.

Die Spritze wirkt nicht zwingend nach längerem Fasten, einem niedrigem Adrenalinspiegel, chronischer Hypoglykämie und bei zu hohem Alkoholkonsum. Warum? Nun ja, in diesen Fällen hat die Leber kein Glykogen gespeichert, welches in Glucose gewandelt werden kann, oder dieser Vorgang wird blockiert.

Bei allen anderen Fällen sollte einige Minuten nach Abgabe der Injektion der Betroffene sein Bewusstsein wiedererlangen. Ist dieser wieder bei vollem Bewusstsein, braucht er dringend weitere Kohlenhydrate, damit die Leber ihr Reservoir erneut füllen und somit einem wiederholten Unterzuckern vorbeugen kann. Am besten zuckerhaltige Limo, mehrere Traubenzucker oder ähnliches. Empfohlen wird meist der Verzehr von 24g - 36g Kohlenhydrate, sprich zwei bis drei Broteinheiten, ohne eine Insulinabgabe. Zudem ist ein engmaschiges Kontrollieren des Blutzuckerspiegels unabdingbar, und erst ein bis zwei Stunden nach der Hypoglykämie sollte man einen vorhandenen zu hohen Zuckerspiegel langsam runter korrigieren. Der Form halber möchte ich erwähnen, dass ein Diabetiker nicht innerhalb von zwei Stunden von einer Hypoglykämie mit Bewusstlosigkeit in eine Ketoazidose fällt. Man braucht davor wirklich keine Angst zu haben. Das GlucaGen Kit wirkt schnell aber auch sehr kurzweilig. Zudem hat es selbst keine Einwirkung auf die Verkehrstüchtigkeit. Dennoch würde ich jedem Diabetiker, dem gerade solch eine Entgleisung widerfahren ist dringend davon abraten, ein Fahrzeug zu steuern.

Nicht auf Grund der Spritze, sondern auf Grund des Unterzuckers. Versicherungen und Polizei haben hierzu übrigens genaue Richtlinien.

Wechselwirkungen mit anderen Arzneien gibt es dagegen. Zum einen hat Insulin eine entgegengesetzte Wirkung zum Glukagon, zum zweiten könnte der orangene Schutzengel paradoxerweise sogar den Vorgang des Unterzuckerns verstärken, anstatt den Blutzuckerspiegel zu erhöhen, wenn zum Zeitpunkt der Verabreichung parallel eine Behandlung mit Indometacin, einem Schmerz- und Entzündungshemmer besteht. Drittens und letztens müssen Warafarin Patienten wissen, dass Glukagon die gerinnungshemmende Wirkung des Blutes verstärken kann.

Als Typ 1 Diabetiker, der zudem Warafarin oder Indometacin Patient ist, sollte somit dringend sein Umfeld darüber informieren und die Wechselwirkungen mit seinem Arzt besprechen.

Schwangeren schadet die Spritze übrigens nicht. Die Plazentaschranke wird durch eine Injektion in den Bauch nicht gefährdet. Ebenso nimmt es keinen Einfluss auf die Muttermilch, so dass man befürchten müsste, dass Säuglingen die gestillt werden, ein Schaden entstehen kann.

Immer wieder sind Menschen überrascht, dass das Kit im Kühlschrank aufbewahrt werden sollte. Oft wird nachgefragt, wie das ist, wenn man es zur Sicherheit immer, auch unterwegs, mitführen möchte. Man kann sich ja schlecht den Kühlschrank auf den Rücken schnallen. Doch auch hier gibt es Lösungen. Davon ausgehend, dass bei den Begleitern kommuniziert wurde, dass man für den Notfall seinen Schutzengel dabei hat, und wo dieser ist, gibt es in jeder Drogerie kleine Kulturtäschchen, in die man das GlucaGen Hypokit, zusammen mit einem Kühlkissen, packen kann. Man sollte und darf die Kraft der Sonne und die Stauwirkung von Wärme insbesondere in einer dunklen Handtasche nicht unterschätzen. Mit solch einem Trick, der noch dazu für wirklich kleines Geld umzusetzen ist, kann man aber auch der Sonne ein Schnippchen schlagen.

Doch nachdem jetzt eingehend beschrieben wurde, was der orangene Engel macht und wann man ihn benutzen muss, kann und sollte, fehlt noch die Klärung des wichtigen „wie", die mich auch zum Ende dieses Themas bringt.

Die behutsam fertig gemischte Injektionslösung muss sofort nach ihrer Herstellung verabreicht werden. Sie enthält keine

Konservierungsmittel und ergibt nach ihrer Mischung eine klare Lösung. Nur als solche darf man sie verabreichen. Bei Kindern unter 25 kg Körpergewicht soll übrigens nur die Hälfte der fertigen Mixtur abgegeben werden. 25 kg hat ein Kind von normaler Statur übrigens so circa im Alter von sechs bis sieben Jahren. Gewarnt wird vor einer Verabreichung bei einer Überempfindlichkeit gegen Glukagon, Lactose oder bei einem Phäochromozytom (Nebennierentumor).

Sabrina W., 27 Jahre, Neuenburg Baden:

„Mein Sohn ist 6 Jahre und hat seit drei Jahren Diabetes. 2 Jahre nach der Diagnose mussten wir die Notfallspritze benutzen. Klar war es ein Schock. Aber man reagiert einfach, und es geht. Macht es einfach ... "

Unglaublich, aber wahr ...

Sie glauben gar nicht, was man als betroffener Diabetiker, oder als naher Angehöriger alles so im Laufe der Zeit erlebt. Wenn ich hier nur die Hälfte der Erlebnisse notieren würde, würde das Kopfschütteln kein Ende finden. Deswegen beschenke ich mich an dieser Stelle nur auf eines unserer unfassbaren Ereignisse. Es war kurz vor Damians Geburtstag. Wie jedes Jahr sollte es wieder eine Motto - Party werden zu einem von ihm ausgesuchten Motto - eine Detektivparty.

Die Kinder waren eingeladen und die Party geplant. Nur ein paar letzte Besorgungen standen auf dem Programm.

Nichtsahnend, meine Erledigungen machend und gedanklich voll und ganz darauf konzentriert, was ich eventuell vergessen haben könnte, wurde ich mit folgender Aussage konfrontiert: „Wie, dein Sohn feiert Geburtstag. Er hat doch Diabetes." Und das Ganze nicht mit einem fragenden oder scherzhaften Ton. Nein, mit voller Inbrunst der Entrüstung.

Ich war so was von perplex, dass ich das Ganze dennoch erst mal für einen Scherz gehalten habe. Es war aber keiner. Es war eine absolut ernstgemeinte Feststellung, oder besser ausgedrückt ein Vorwurf.

Je länger ich später über diese Situation nachdachte, desto mehr

Fragen kamen mir in den Sinn. Sicher man hätte das einfach mit einem Kopfschütteln abtun können, aber ich könnte das nicht. Ich frage mich noch immer, ob ein Teil unserer Gesellschaft wirklich schon so überheblich ist, dass man einem kranken Menschen – egal welches Leiden er hat - eine Party zu seinem Ehrentag absprechen möchte? Warum sollte ein erkrankter Mensch nicht auch seinen Geburtstag feiern dürfen? Wo soll hier bitte eine Verbindung bestehen. Nur weil man Diabetes hat, werden Geburtstage zur Nebensache? Die Betroffenen rennen doch auch nicht rum und sprechen Gesunden das Recht auf eine Feier ab, da sie an chronisch schlechtem Geschmack leiden, oder ihnen ihre Haarfarbe nicht gefällt.

Es gibt keinen Grund, dass man Diabetiker, oder auch andere kranke Menschen von Aktivitäten ausschließt. Sollte ein gesundheitlich beeinträchtigter Mensch wirklich einmal aus irgendeinem Grund etwas nicht machen können, so wird er das schon kommunizieren. Oder galt die Überlegung wieder dem an einem Kindergeburtstag entsprechenden Essen? Keine Torte für Kranke? Das allseits bekannte und ungeliebte Vorurteil, das Typ 1 Diabetiker keinen Zucker essen dürfen? Nicht, dass sich das besser nachvollziehen ließe, da wir in einer Zeit leben, in der es so leicht ist, sich zu informieren. Aber es wäre immerhin nicht ganz so vermessen wie die Überlegung, dass ein kranker

Mensch weniger Recht auf ein Fest hat wie ein gesunder. Ich weiß, ich werde auf diese Fragen keine wirklichen Antworten bekommen, und nur zu gerne möchte ich dieses Erlebnis in die Schublade „Vorurteile auf Grund mangelnder Informationen" stecken, dennoch war das nicht so einfach, da der Tonfall der Dame deutlich etwas anderes vermittelte.

Leider bin ich dieser Dame seitdem nicht mehr begegnet, um ihr meine Fragen stellen zu können, und ihr blieben in dem Moment Kommentare meinerseits erspart. Ich war viel zu perplex, um Worte zu finden und so bin ich nur schweigend gegangen.

Grund genug hier noch einmal klar zu definieren, dass ihr lieben Menschen da draußen bitte aufhören sollt, eure Mitmenschen einzig auf ihr Krankheitsbild zu reduzieren.

Damian und seine Gäste hatten natürlich einen tollen Detektivgeburtstag mit einem extragroßen Stück Kuchen.

Rechtfertigen wollen, müssen und werden wir uns deswegen auch zukünftig nicht - warum auch?

Ein tolles Kind verdient eine tolle Party.

Aber nicht alle unfassbaren Geschichten, die Betroffene so erleben sind negativ. Manche können einen durchaus auch zum Schmunzeln bringen. Andere zeigen nur zu deutlich, wie wenig die Bevölkerung über diese Volkskrankheit weiß, und wie vorurteilsbehaftet sie im Zuge dessen ist.

Ja, ja, die lieben Vorurteile. Und das war nur eines von vielen Erlebnissen. Fragen und Aussagen wie: „Verwächst sich das noch?", „Mensch, jetzt darf der Arme ja nichts mehr naschen!", „Da habt ihr ihn wohl zu viel naschen lassen" oder mein persönliches Highlight „Hättest Du Dich in der Schwangerschaft besser ernährt, hätte Dein Kind jetzt keinen Diabetes." gehören immer noch zu unserem Alltag. Man trifft immer mal auf Menschen, die sich mit Diabetes nicht auskennen und interessiert Fragen stellen. Eine Eigenschaft, die ich absolut lobenswert finde. Aber wenn das Umfeld einfach nur unqualifizierte Kommentare durch die Gegend schmettert, stehe ich dem eher negativ gegenüber.

Diabetiker sind keine Seltenheit mehr, und somit haben auch wir schon den einen oder anderen Betroffenen außerhalb unseres Lebensraumes wahrgenommen. Sicher, weil wir dafür sensibilisiert sind, aber das ist im Grunde auch nebensächlich. Ich möchte eine Geschichte erzählen, die ich ebenfalls unfassbar fand, und bei der wir zur Abwechslung mal nicht selber im Mittelpunkt standen. Es war tolles Wetter, und Damian und ich beschlossen kurzerhand uns in die Eisdiele zu begeben und dort das Wetter bei einem Eisbecher zu genießen.

Ein junger Mann, vielleicht zwanzig, stand seitlich an der Eisdiele und bestimmte seinen Zucker, bereitet kurz darauf seinen Pen vor und spritzt sich Insulin.

Er ging damit ganz offensichtlich sehr extrovertiert um, was ich klasse finde. Auch wir versuchen Damian so zu erziehen, dass er sich seiner Krankheit wegen nicht schämt, oder gar verstecken will.

Warum auch. Schließlich ist Diabetes nichts, wofür man sich schämen muss. Und warum sollte nicht jeder bei diesem tollen Wetter in den Genuss eines Eis kommen.

Doch was dann geschah, ließ mich ernsthaft an der intellektuellen Kompetenz des einen oder anderen Mitbürgers zweifeln. Eine Mutter sah dem jungen Mann erst recht interessiert zu, zog dann jedoch ihre Tochter aus der Schlange und ruft dabei lautstark: „Jetzt fixen die hier schon in aller Öffentlichkeit. Wegsperren sollte man die. Als nächstes, gehen die an unsere Kinder!"

Steht ihnen jetzt der Mund offen, und sie können es nicht glauben? Mir ging es ähnlich. Als Diabetiker und als nahe Angehörige erlebt man so etwas wahrhaftig. Und jedes Mal komme ich nicht umhin ernsthaft darüber nachzudenken, wie tief man eigentlich sinken kann. Es war so offensichtlich, dass sich hier um keinerlei Drogenkonsum handelt. Der junge Mann wurde nicht nur auf eine ungeheuerliche Art und Weise bloßgestellt, auch war anscheinend keiner der Umstehenden in der Lage mehr zu tun, als ihn anzustarren und hinter vorgehaltener Hand zu tuscheln. Mit einem lauten Ruf:

"Ich fixe nicht, ich habe Diabetes!" holte der junge Mann sich sein Eis und ging.

Selbst Damian war erschrocken, und fragte erstmal, was die Frau gemeint hatte. Warum sie nicht erkannt hatte, dass der Mann wie er war und auch nur Diabetes hatte. Tja, und da saß ich nun, und während ich versuchte eine Erklärung für unseren süßen Süßen zu finden, tummelten sich auch in meinem Kopf die Fragen. Leben wir wirklich in einer so armen Gesellschaft? Steht man heute nicht mehr für andere ein? Ist Offenheit, Verständnis, aber auch Helfen zu einer Luxustätigkeit geworden? Zivilcourage eine unüberwindbare Hürde? Weiß diese Mutter, was sie gerade an ihre Tochter vermittelt hat? Und natürlich, wo ist die Grenze? Wie viel muss ein Betroffener sich eigentlich gefallen lassen? Alle meine Fragen kann ich hier nicht thematisieren, aber ich kann eines klar feststellen: Wenn das die Tendenz der gesellschaftlichen Entwicklung ist, kann man eigentlich nur eine Aussage treffen: Armes Deutschland!

Hoffen wir inständig, dass dem nicht so ist …

Diabetes ist eine Krankheit, für die keiner etwas kann. Das Weitergeben von Vorurteilen und Fehlinformationen an die nächste Generation, die unter Umständen sogar noch gar nicht in der Lage ist, den Realitätsgehalt richtig abzuschätzen, hilft der Gesellschaft nicht. Ich gehe zwar davon aus, dass kaum einer während dieser Situation an der Eisdiele diesen jungen Mann für einen Junkie gehalten hat, dennoch hat diese eine Fehlreaktion den Betroffenen sicher verletzt. Zudem, ich weiß nicht, wie es ihnen geht, aber ich habe bisher noch keinen Junkie gesehen. Drogensüchtige, denen man eigentlich eh nachsagt, sich in dunklen Ecken und Bahnhofstoiletten zu verstecken. Und selbst wenn ich einen sehen würde, würde ich vermutlich die Polizei informieren und nicht rumpöbeln.

Auf einer Marktstraße am Nachmittag, mit dem Interesse an einer Eisdiele, auf einen Fixer zu treffen halte ich in etwa so wahrscheinlich wie einen Bastian Schweinsteiger, welcher mit der Enterprise ins Stadion fliegt.

Ein bisschen Mitdenken seitens der Mutter hätte genügt. Zu gerne hätte ich den jungen Mann gefragt, ob alles ok ist, und ihn gebeten sich zu uns zu setzten, aber er war zu schnell davon gerauscht. Wenn einer auf dem Boden liegt, sollte man nicht drauf treten oder drüber steigen. Man sollte ihm helfen, wieder aufzustehen! In der Gemeinschaft ist man stark, aber Gemeinschaften müssen sich oft erst finden und sind veränderbar. Partei zu ergreifen, kann hier schon der erste Schritt sein, um einem Unwissenden klar zu machen, dass er auf ein falsches Pferd gesetzt hat.

Zum Glück gibt es jedoch genügend Erlebnisse, die nicht

zwingend auch negativer Natur sind. Und glauben sie mir, es gibt viele Dinge, die man mit, oder besser wegen dem Diabetes erleben kann.

Mariana M., 32 Jahre, Liechtenstein:

„Bei uns in der Schweiz sagt man zur Stechhilfe kurz und bündig "Stecher". Nach dem folgenden Vorfall habe ich mir das aber abgewöhnt ... Ich war einkaufen und fühlte mich komisch. Also wollte den Blutzucker testen, hatte aber die Stechhilfe zu Hause vergessen. Gut, ab in die nächste Apotheke. Dort fragte die Apothekerin mich freundlich, wie sie mir helfen könnte. Ich: „Ich hätte gerne einen Stecher." Sie war keine Schweizerin und somit war der Blick von ihr unvergesslich und sie murmelte nur leise vor sich hin: „Was?" Da kapierte ich es auch und sagte ihr: „Eine Stechhilfe." Das Gelächter danach war groß. „

Gabi A., 46 Jahre, Bad Salzuflen:

„Mit mir im Bus sitzen zwei mittelalterliche Damen und tratschen über ihre Nachbarin. Die Gute scheint an Diabetes erkrankt zu sein! Meint die eine "Und, hat die B... denn schlimmen Zucker?" Die andere darauf "Nein nicht so schlimm sie hat zu mir gesagt sie hat Typ 1, mein Onkel ist an Typ 2 gestorben. Typ 1 ist nur ne schwächere Form von Typ 2!"

Tina H., 47 Jahre, Wabern:

„Ich war mal essen mit Freunden und habe mein Insulin am Tisch gespritzt ... Sagte doch die Tischnachbarin glatt: "Immer diese Drogenjunkies. Jetzt hat man noch nicht mal beim Essen Ruhe" ...“

Andreas P., 39 Jahre, Düsseldorf:

„Mein Sohn hat als Baby immer gemeckert, wenn ich ihn ins Bett bringen wollte und eine leichte Unterzuckerung hatte, die ich selber noch gar nicht bemerkt habe. Super Frühwarnsystem!!“

Sabine P., 51 Jahre, Lübeck-Travemünde:

„Ich war mal auf `ner Party und da erkundigte sich ein anderer Party-Gast: "Wie, du hast Zucker und spritzt? Das würde ich aber sein lassen, da wirst Du sonst abhängig von!" Dieser Gast nannte sich übrigens Heilpraktiker.“

Manja S., 35 Jahre, Braunschweig:

„Zum Thema positive Erlebnisse ... Eine Überraschung aus dem Kindergarten: "Du Mama, der A. hat eine Schlauchpumpe, weißte, der hat nämlich auch Diabetes!" A. ist der neue Praktikant. Nun sitzt sie (5 Jahre) da mit ihm und fachsimpelt und die Augen leuchten.“

Michelle J., 18 Jahre, Ravensburg:

„Ich bin eben in der Apotheke gewesen und danach noch schnell zur Sparkasse. Als ich mich komisch fühlte und mal schnell gemessen habe, hatte ich einen Wert von 517mg/dl und musste mich spritzen. Nicht mal 5 min später hat mich die Polizei aufgehalten und wollte meine Armbeugen sehen. Jugendliche haben gemeldet, dass ich mir Heroin spritze ...“

Gabi A., 46 Jahre, Bad Salzuflen:

„Ich hatte gerade einen Zuckertest der besonderen Art! Als ich messen wollte, waren meine Streifen alle. Da kommt meine Tochter (3 Jahre), leckt mir über die Wange und sagt ganz trocken schmeckt nicht süß alles in Ordnung! „

Nina R., 22 Jahre, Berlin:

„Ich musste mich letztens in der U-Bahn Korrekturspritzen. Da fragte ein Kind seine Mutter "Mama, was macht die Frau denn da?" Die Mutter antwortete: "Sei ruhig, die war mal drogenabhängig und muss sich jetzt eine Ersatzdroge spritzen ..."

Julia D., 42 Jahre, Trier:

„Ich komme nach Hause, von der Arbeit genervt und müde, und stelle wie jeden Tag meinem Kind (12 Jahre) die gleichen

Fragen. Hast du dein Schulranzen gepackt und deine Sachen für Morgen fertig? Der Kleine kommt aus seinem Zimmer mit den Worten: MAMA du nervst, miss mal deinen Zucker ... "

Margarethe M., 53 Jahre, Frankfurt/Oder:

„Wir waren gerade am Krimi gucken, als wir ein Piepen hörten. Leider kam es immer wieder, so dass es nicht nur die Spannung ruiniert hatte, sondern auch nervte. Mein Mann stand also auf und kontrollierte meckernd vor sich hin schimpfend sämtliche Feuermelder im aus. Erst als er fluchend ins Wohnzimmer zurückkehrte und erklärte, dass er nichts finden konnte, ich aber bestätigte, dass es noch da war, kam es mir. Nicht die Feuermelder waren am Meckern, sondern meine Pumpe. Mein Mann hatte jetzt den halben Krimi verpasst, aber er hat mir zum Glück verziehen ... "

Der kleine, aber feine Unterschied ...

Viele dieser teils abenteuerlichen Erlebnisse sind - wie schon erwähnt - eine Art Kollateralschaden auf Grund diverser Vorurteile. Und glauben Sie mir, die Liste der Vorurteile ist lang, sehr lang.

Mit der Zeit macht man sich so seine Gedanken, warum das so ist. Warum fällt es Nicht-Betroffenen so schwer, die verschiedenen Typen der Diabetes zu unterscheiden. Kaum einer würde behaupten, dass ein Fahrrad dasselbe ist, wie ein Auto, oder Rollschuhe genauso sind, wie Motorräder. Sicher, alles dient in irgendeiner Form der Fortbewegung, jedoch sind diese Dinge dennoch grundverschieden. Wie ist das also mit dem Diabetes? Wo liegt die Gemeinsamkeit, und warum sind die Krankheiten dennoch absolut verschieden. Man muss kein Genie sein, um selber auf den Trichter zu kommen, dennoch will ich es hier kurz erklären.

Diabetes mellitus heißt ins Deutsche übersetzt so viel wie „honigsüßer Durchfluss". Es gibt diese Krankheit schon ewig, ergo gab es sie auch schon in einer Zeit, in der es keine Blutzuckermessgeräte oder ähnliche technische Erfindungen gab.

Um damals die Krankheit zu diagnostizieren, probierten die

Ärzte ein bisschen Urin.

Schmeckte dieser honigsüß, stand die Diagnose fest. Eine Spezifizierung in einzelne Typen erfolgte erst sehr viel später.

Da jedoch die Konsequenz der verschiedenen Diabetes-Erkrankungen, sprich ein erhöhter Blutzuckerspiegel immer zu einem „honigsüßen Durchfluss" führt, blieb es auch später bei dem Hauptnamen Diabetes mellitus.

Die Krankheit hat ihren Namen folglich nicht auf Grund der Verursachung, sondern als Indiz der Folge bekommen, mit der sie in der Antike diagnostiziert wurde.

Um bei meinem eingangs erwähnten Beispiel zu bleiben, kann man also festhalten, dass die Konsequenz von Rollschuhen, Fahrrad, Motorrad oder Auto immer eine Fortbewegung ist. So wie es bei den unterschiedlichen Diabetestypen als Konsequenz immer einen „honigsüßen Durchfluss" gibt. Die Art, und der Aufwand sind jedoch absolut verschieden.

In Zeiten vor 1922 war die Diagnose Diabetes übrigens gleich einem Todesurteil, da es noch kein Insulin gab, welches man dem Körper hätte zuführen können. Es wurde erst 1921 von zwei kanadischen Forschern entdeckt, die es 1922 erstmals als Therapie erfolgreich bei einer kleinen Gruppe von Typ 1 Diabetikern einsetzten.

Ausnahmen

Mittlerweile sind wir schon einige Zeit im Club der Diabetiker und so schnell erschreckt uns nichts mehr. Man gewöhnt sich an dumme Kommentare und lernt mit den verschiedenen Situationen umzugehen. Sicher wäre es vermessen zu behaupten, dass wir für alles gewappnet sind, doch haben wir im Laufe der Jahre sehr viele Erfahrungen gesammelt, die uns mittlerweile das Leben leichter machen. So haben wir zum Beispiel recht schnell erkannt, dass eine gute Blutzuckereinstellung sehr wichtig ist. Denn nur, wer gut eingestellt ist, kann das Risiko von Folgeerkrankungen minimieren.

Wir versuchen somit immer darauf zu achten, dass unser Sohn möglichst gut eingestellt ist. Oft müssen wir, wie schon vorher berichtet an dem einen oder anderen Faktor drehen, um dann nach dem nächsten Wachstumsschub wieder alles neu festzusetzen. Ein Vorgang, den - glaube ich - alle Eltern von DM Kindern gut kennen.

Dennoch gibt es Situationen, in denen wir ganz bewusst eine eventuelle kurzweilige Entgleisung des Zuckers in Kauf nehmen.

Während einige jetzt vielleicht den Kopf schütteln und sich

denken, dass das verantwortungslos ist, werden andere uns sicher zustimmen.

Ist Damian zum Beispiel auf einem Kindergeburtstag eingeladen, so nehmen wir es in Kauf, dass er mit einem Überzucker wieder zu Hause aufschlägt. Sicher werden Kuchen und Limo so gut es geht berechnet und abgegeben, aber der Siegerpreis nach dem Topfschlagen will vielleicht gleich verzehrt und nicht mit nach Hause genommen werden. Genauso, wie es die anderen Kinder auf der Party vielleicht auch machen. Es ist eine Kleinigkeit, und doch reicht sie, um in Kindern das Gefühl der Zusammengehörigkeit zu schaffen. Besondere Umstände bedürfen unserer Meinung nach auch besonderen Maßnahmen. Ich denke, ich kann mit gutem Gewissen behaupten, dass jeder von uns schon mal über die Stränge geschlagen hat. Des Weiteren umgehen wir so ganz bewusst das Problem, welche eine Unterzuckerung mit sich bringen würde. Schließlich wird auf einem Kindergeburtstag auch exzessiv getobt. Ein kleiner Nebeneffekt, der für die Gastgebereltern sehr beruhigend sein kann.

Wir stehen auf dem Standpunkt, dass prinzipiell ein guter Zuckerwert wichtig ist. Wer wünscht sich schon Folgeerkrankungen, wie zum Beispiel Schäden an den Nieren, Nerven, dem Herzen et cetera. Doch muss man manchmal, wenn auch selten, Fünfe gerade sein lassen. Zwei, drei Stunden mit erhöhtem Zucker und einem ständig laufenden Basalinsulin, sowie einer Grundabgabe für die „große" Mahlzeit, führen nicht gleich zu einem diabetischen Koma. Manchmal muss man die Kirche im Dorf lassen und das Kind einfach ein paar Stunden lang unbeschwert Kind sein lassen.

Bisher sind wir damit immer sehr gut gefahren und Damian genießt diese seltenen Tage, an denen er ganz normal ist.

Yvonne B., 37 Jahre, Peine:

„Der BZ darf auch mal höher sein! Mit Pumpe ist das eh gut zu Händeln. Und wenn wir auf einem Geburtstag sind und es stehen Süßigkeiten auf dem Tisch, greift Leander (5 Jahre) nicht einfach zu, sondern fragt. Zumindest bis jetzt! Wenn es mal anders sein sollte, dann drücken wir wohl erst mal ein Auge zu und reden später drüber.

Aber Ärger würde es nicht geben ..."

Jule N., 26 Jahre, Rheinburg:

„Die Krankheit soll nicht alles überschatten! Unser 4-Jähriger darf "besondere" Tage wie Karneval, Geburtstage usw. natürlich ganz normal erleben, wie andere Kinder auch. Er trägt den Omnipod, wir erhöhen dann die Basalrate und geben den Bolus geschätzt ab.

Ein zu hoher Wert ist nicht schön, aber an solchen Tagen nehmen wir das in Kauf! Er soll seine Kindheit so normal wie möglich erleben, da gehören ein Kindergeburtstag mit vielen Leckereien und ein Karnevalumzug mit zig Bonbons einfach dazu."

Claudia E., 47 Jahre, Neufraunhofen:

"Wir sehen das auch immer ganz locker. Ich habe die Erfahrung gesammelt, dass wenn man im Vorfeld schon Stress macht, die Aufregung des Kindes dazu kommt, etwas falsch zu machen. Deshalb geben wir den Bolus vernünftig ab (wir benutzen Pen) und wenn es drüber geht, korrigieren wir nachträglich. Da lassen wir uns die Freude nicht verderben."

Der etwas andere Realismus und diverse Vorteile

Ein Jahrmarkt war in der Stadt, wie jedes Jahr um diese Zeit. Und wie sollte es anders sein, wartete Damian auf den Nachmittag, an dem es hieß, dass wir ihn mit Grillwürstchen, Losen und Karussell fahren verbringen würden.

Zu genau erinnere ich mich noch an meine Jugend, in der ich ebenso voller Unruhe und innerer Aufregung dieses Fest erwartete. Komisch, mit der Zeit verlor es irgendwann seinen Reiz. Vor Damians Geburt waren wir teilweise sogar gar nicht zugegen. Doch seit er unser Leben bereichert, hat auch der Jahrmarkt wieder an Faszination gewonnen. Das war vor dem Diabetes so, und auch nach der Diagnosestellung hatte sich daran nichts geändert. Wir wollten uns also mittags mit der Oma auf dem Fest treffen. Kaum angekommen hätte Damian am liebsten alles auf einmal versucht, was in sein Blickfeld geriet. Naja, fast alles. Ein kleines Kinderkarussell, das in der geschmückten und durch diverse Buden angereicherten Fußgängerzone stand, die den Weg zum Festplatz mit diversen weiteren Attraktionen an Fahrgeschäften zierte, entwand sich seinem Interesse.

Wen wunderte es, er ist jetzt ja zwischenzeitlich älter geworden und somit mit seinen sechs Jahren schon ein richtiger Mann – zumindest fast. Da fährt man natürlich nicht mehr mit einem Karussell für Kleinkinder.

So begannen wir langsam besagte Fußgängerzone hoch zu schlendern, mit dem Ziel erst mal etwas zu essen zu suchen. Während Sebastian sich eine Tüte selbstgemachter belgischer Pommes mit Zwiebel und was auch immer erwählte, entschieden Oma und ich uns für Prager Schinken.

Damian erklärte, noch nicht das Richtige gefunden zu haben. Er probierte eine Pommes bei Papa und ein bisschen Schinken von Mama und meinte dann, dass er gerade irgendwie auf Fisch sei.

Kein Problem, kaum eine kulinarische Richtung fehlte, so dass wir recht schnell auf einen Fischstand stießen, mit entsprechend gefüllten Brötchen. Jedoch sagten die ihm nicht zu, er würde lieber da eines essen wollen, wo er letztes Jahr auch eins gegessen hatte. Also führte uns unser Weg weiter bis zu einem Stand, bei dem man Pfeile auf Luftballons werfen konnte. Daran kamen wir natürlich nicht vorbei, ohne dass er es einmal versuchen wollte. Was soll ich sagen, Damian ist ein Naturtalent, er traf durchaus den ein oder anderen Ballon, der mit einem Knall zerplatzte, und schaffte es zudem dafür zu sorgen, dass ein Pfeil von der Wand so abprallte, dass er zurück auf den Stapel seiner noch zu werfenden Pfeile flog. Keine Ahnung, wie er das geschafft hat, aber die Betreiber fanden es lustig und so durfte er diesen auch doppelt werfen. Endergebnis war dann ein Kuscheltier und Damian war erst mal glücklich.

Ein kurzes „erst mal", denn der nächste Halt sollte schon bald darauf erfolgen. Ein Stand mit frechen Früchtchen wurde auserkoren. Nein, das ist nichts Frivoles. Es sind Plastikobstsorten, die an Schnüren hängen. Blind zieht man, oder besser Kind, Schnüre und je nachdem welche Obstsorten hochgezogen werden erhält man Punkte, die man natürlich wieder gegen allerhand für Kindermeinung unendlich wichtige Sachen eintauschen kann. Fleißig wies er die Früchtchen in seine Schranken und hoffte viele Punkte zu bekommen. Als der Budenbetreiber mitbekam, dass Damian Diabetes hatte, rundete er seine Punkte großzügig auf und so wurden diese dann in fundamental wichtige Dinge wie ein kleines Gesellschaftsspiel und ein Kunststoff Dschungelset eingetauscht. Schließlich weiß man ja nie, wann die Natur erbarmungslos zuschlägt und die umliegenden Gemeinden und Städte zu wuchern lässt.

Drei Buden weiter war er dann endlich, der erwählte Fischstand. Während die Verkäuferin – vermutlich auf Erfahrung begründet - schon zum klassischen panierten Bremer Fischbrötchen greifen wollte, bekam sie erst mal von Damian die Ansage, dass er lieber Nordseekrabben hätte. Tja, was soll ich sagen, unser Sohn hat Geschmack. Schnell also die entsprechenden Vorbereitungen in Bezug auf

Blutzuckermessung und Insulinabgabe getroffen und dann war der kleine Mann auch schon glücklich am Mümmeln.

Die letzte Station vor dem Festplatz sollte ein Getränkestand sein, neben dem – wie jedes Jahr - Lose für einen guten Zweck verkauft wurden. Die Lose sind teurer als an den üblichen Buden, dafür die Preise aber auch nicht nur besser, sondern der Erlös kommt immer einer anderen Institution zugute. Meistens Organisationen, die sich für kranke Kinder einsetzen, so wie auch in diesem Jahr.

Wir kauften also Lose und suchten uns einen Platz um etwas zu trinken und nachzusehen, ob wir vielleicht auch etwas gewonnen hatten. Damian war mit Eifer dabei und erklärte uns dann, dass er das total toll findet, wie der Erlös verwendet werden würde. Er erklärte uns, dass er, wenn er groß ist, auch kranken Menschen mit solch einem Beitrag helfen möchte, denn ihm ginge es ja schließlich gut.

Wir fanden es klasse, dass er – wenn auch mit kindlicher Naivität - die Arbeit dieser Leute wertschätzte und so spendierten wir ihm auch gerne noch ein Los.

Selbstredend führte uns unser Weg auch über den Festplatz. Ein Karussell nach dem anderen, welches für sein Alter vertretbar war, wie Autoskooter, Space Shuttle, Berg- und Talbahn oder auch das 70er Jahre Haus wollten schließlich bezwungen werden.

Unterbrochen wurde die Attraktionen nur durch Schoko-Obst-Spieße, ein weiteres Fischbrötchen, einer Bratwurst und dem Erwerb einer Tüte Popcorn und eines Lebkuchherzens für zu Hause.

Es war ein absolut gelungener Nachmittag, für uns alle. Um nicht zu sagen ein ganz normaler Jahrmarktbesuch. Ja, Damian ist Diabetiker, und normale Momente sind dann doch selten und somit für uns sehr kostbar geworden. Warum wir es als einen normalen Rummelbesuch empfanden, wo wir doch vor dem Essen „Vorbereitungen" treffen mussten, sprich Zucker messen und Insulin abgeben? Nun, wir konnten sämtliche Kommentare und sämtliches anstarren ausblenden. Ich kann noch nicht einmal sagen, ob es überhaupt einen Spruch hinter der klassisch vorgehaltenen Hand gab. Manchmal schafft man es einfach diese, auch wenn sie vielleicht da sind, zu ignorieren. Und was noch viel wichtiger ist, Damian selbst empfand sich als ein normales, gesundes Kind. Sein Diabetes rückte absolut in den Hintergrund und er war einfach nur ein unbeschwertes, das Fest genießende, Kind.

Wichtig ist, dass man lernt, dass der Diabetes ein Teil des Lebens ist. Es ist kein Ausschlusskriterium, um Spaß zu haben. Mit jedem Tag, an dem man sich mit dem Diabetes beschäftigt, wächst die Sicherheit, und schon bald wird die Krankheit selbst an ihrer eigentlichen Präsenz verlieren und sich somit auch einfach mal unterordnen.

Wussten sie eigentlich, dass Diabetes auch sehr nützlich sein kann? Nein? Nun, so wie der Budenbetreiber der „frechen Früchtchen" Mitleid mit Damian hatte und seine gesammelten Punkte nicht gerade unerheblich aufrundete, so haben einige doch auch schon ihren Nutzen aus der Erkrankung gezogen. Geht nicht denken Sie? Nun dann ist jetzt der Punkt, an dem ich sie eines Besseren belehren möchte. Und ich bin schon gespannt, auf welche Ideen unser süßer Süßer diesbezüglich noch kommen wird.

Jeanette W., 29 Jahre, Leipzig:

„Ich habe als Kind auf der Straße Leute angebettelt, nach Bonbons oder Kleingeld, weil ich angeblich Unterzucker hatte. Hat damals gut geklappt. Wenn ich heute darüber nachdenke, steigt mir die Schamröte ins Gesicht."

Nadine P., 34 Jahre, Oldenburg:

„Ich habe mal in der Schule gesagt, dass ich meine Zwischenmahlzeit vergessen habe, um mir während des Unterrichts etwas in einem Laden zu futtern zu holen. Meine Klassenkameraden haben mir eine Liste mitgegeben und ich bin dann mit zwei Tüten Süßigkeiten wieder gekommen. Oder ich

habe gesagt, dass ich meine Spritzsachen vergessen habe, um nach Hause fahren zu können, wenn ich zum Beispiel kein Bock auf Mathe hatte."

Ann-Kathrin T., 27 Jahre, Holzminden:

"Wie oft hab ich ne Unterzuckerung vorgetäuscht, um mal eine Schulstunde ins Krankenzimmer zu gehen oder früher nach Hause oder so. Natürlich immer in Begleitung einer sich sorgenden Freundin ..."

Jessica P., 59 Jahre, Hamburg:

"Ich benutze den Diabetes manchmal als Alibi, um die letzte Schokolade oder die letzten Chips zu bekommen. Wenn mein Mann was abhaben will, erkläre ich ihm dann, dass ich die Nascherei schon berechnet und schon gespritzt hätte, und er sich leider etwas anderes holen müsse ..."

Fabio V., 23 Jahre, Brome:

"Ich habe in der Abizeit meine Diagnose bekommen und habe mich sehr oft mit "Kann aufgrund stark schwankender Blutzuckerwerte nicht am Unterricht teilnehmen" von der Schule ferngehalten, wenn mich das Bett mal nicht losgelassen hat. Oder sehr beliebt waren auch "starke Unterzuckerungen" während einer Matheklausur, wofür ich nicht gelernt habe und

welche ich dann natürlich nochmal nachschreiben durfte. Ach,
und futtern während des Unterrichts, ohne nachfragen zu
müssen, die Lehrer wussten ja Bescheid ... "

Ansichten ...

Mittlerweile wurde Damian eingeschult und ich komme langsam zum Ende meines Buches. Warum gerade hier? Nun zum einen ist es ein guter Punkt, um diesem Buch einen Abschluss zu geben. Und zum Zweiten sind die Abenteuer rund um das Thema Schule, die nicht nur wir, sondern auch viele derer, die mich im Rahmen meiner Recherchen angeschrieben haben so umfangreich, dass dazu ein eigenes Buch gefüllt werden kann, und vermutlich von mir auch gefüllt wird.

Nur kurz so viel, da der ein oder andere vielleicht beim Lesen emotionale Höhen und Tiefen in Bezug auf Damian mit uns miterlebt hat. Unser süßer Süßer besucht mittlerweile eine ganz normale Grundschule und ist ein frohliches und aufgewecktes Kind. Er hat viele Freunde gefunden, die Damian nehmen wie er ist, und nicht auf seine Krankheit reduzieren. Kinder, die schon oft gezeigt haben, dass sie den Diabetes zwar ernst nehmen, er aber dennoch ihre Freundschaft zu Damian in keinster Weise negativ beeinflusst.

Sowohl Damian, als auch wir haben gelernt mit dem Diabetes zu leben. Nicht die Krankheit bestimmt unseren Alltag, sondern wir. Ja, der Diabetes ist nervig und manchmal nicht einfach zu händeln. Er erfordert immer Disziplin und nur in seltenen

Ausnahmefällen reicht ein Mindestmaß davon. Gerade bei betroffenen Kindern ist es wichtig, eine sich an der Krankheit orientierende und ausgerichtete Erziehung zu finden. Eine Erziehung, die sich zugegebenermaßen nicht immer einfach gestaltet, deren Ergebnis aber im besten Fall einen selbstbewussten und verantwortungsvollen Umgang mit der Krankheit mit sich bring.

Anhand der Statements kann man es sehr gut erkennen, Diabetes Typ 1 lässt sich nicht regional eingrenzen. Überall auf der Welt gibt es Betroffene und die Zahl ist leider steigend. Auch lässt sich kein Alter definieren, innerhalb dessen die Krankheit auftritt. Ihr restliches Leben lang sammeln Betroffene gute und leider auch schlechte Erfahrungen. Das Leben mit Diabetes ist und bleibt eine ständige Gratwanderung, und manchmal tritt man einfach daneben. Oft ist es nur das Umfeld, das Betroffene ins Straucheln bringt, sie zum Beispiel diskriminiert und abwertet, obwohl dafür in keinster Weise Anlass besteht. Die Erfahrungen, die man als Betroffener und als Angehörige sammelt sind es, die - selbst wenn sie negativer Natur sind - bestärken.

Erfahrungen die aufgrund des daraus resultierenden Wissens dafür sorgen, dass man den Weg zurück auf den Grat findet.

Lassen Sie sich nicht unterkriegen, sind sie auf ihrem Weg gestolpert und gestürzt, so stehen sie wieder auf, klopfen sich sauber und gehen erhobenen Hauptes weiter.

Ich bin mir absolut sicher, dass auch in ihrem Umfeld Menschen sind, die ihnen im Notfall gerne wieder auf die Beine helfen würden, sofern sie das zulassen.

Gerade am Anfang ist es schwer über seinen Schatten zu springen und sich den Schritt zurück in ein annähernd normales Leben zu trauen. Viele haben damit Probleme, weniger weil Sie sich schämen, sondern schlicht aus Angst wie ihr Körper reagiert. Es ist absolut normal, dass man sich in der einen oder anderen Situation überfordert fühlt. Wir können nach mehreren Jahren eigener Erfahrung mit dem Diabetes klar festhalten, dass man in jede Situation rein wächst.

Stellen Sie es sich als eine Art Familienzuwachs vor. Man kann kein Seminar besuchen in dem man lernt ein guter Vater oder eine gute Mutter zu sein. Man wächst in seine Elternrolle hinein. Und genauso muss man in ein Leben mit Diabetes rein wachsen.

Die Therapieformen sind zwar im Groben ähnlich, doch unterscheiden sie sich im Detail manchmal extrem. Jeder Mensch ist anders und so auch das Bedürfnis nach Insulin. Jeder hat einen anderen Tagesrhythmus und braucht eine andere

Einstellung. Verallgemeinern kann und darf man hier nur die Tatsache, dass ein Typ 1 Diabetiker ohne Insulin über kurz oder lang sein Leben lassen muss. Es ist eine ernstzunehmende Krankheit, die leider oft von Außenstehenden nicht als solche wahrgenommen wird. Festhalten möchte ich dennoch, dass es gerade bei betroffenen Kindern, die meist das Ausmaß ihrer Erkrankung noch nicht in seiner Gänze erfassen können, immer wieder schlechte Tage geben wird. Tage, an denen nichts funktioniert, die Werte Fahrstuhl fahren, es dem Kind nicht gut geht und sie, wenn sie nur irgend könnten den Diabetes mit allen Mitteln vertreiben wollen. Kurz, Tage an denen ihnen eigentlich nur zum Heulen zumute ist.

Aber genauso gibt es sie, die Tage, an denen es läuft. Tage, an denen Sie merken, dass noch immer der Mensch am Ruder ist und nicht die Krankheit. Momente, in denen sie als Eltern vor Glück zerspringen könnten, weil Ihnen bewusst wird, was ihr Kind alles in Bezug auf seine Erkrankung meistert, sowie die glücklichen Momente, in denen unsere süßen Süßen ihre Krankheit einfach mal vergessen.

Und genau das sollte ihr Ziel sein. Nehmen Sie Hilfe an, probieren sie aus und stellen sie fest, dass ein Leben mit Diabetes heute durchaus gut zu bewerkstelligen ist. Die Zeiten der Diätpläne, sowie der massiven Einschränkungen aufgrund der Krankheit sind vorbei. Es gibt zu allem immer gemischte

Meinungen, aber am besten machen sie ihre eigenen Erfahrungen, um sich selber eine zu bilden. Ich für meinen Teil bedanke ich mich an dieser Stelle für das Interesse an unserer Geschichte und schließe das Buch ohne weitere Kommentare mit abschließenden Statements, betroffener Typ 1 Diabetiker, die schildern, wie sie ihre Krankheit wahrnehmen und sehen.

Manfred H. 30 Jahre, Rankweil/Österreich:

„Ich bin in gewissen Zügen stolz Diabetiker zu sein ... Erstens könnte es so viel schlimmer kommen, als nur auf Insulin angewiesen zu sein. Zweitens hat doch der Diabetes zu dem gemacht, was ich bin. Selbstvertrauen und das Meistern sämtlicher Lebenssituationen sind für mich selbstverständlich..... Ich bin sogar an dem Punkt, dass ich sage: Mir würde was fehlen wenn das Dia-Monster auf einmal weg wäre..... Wir sind weder sterbenskrank noch haben wir Grund, den Kopf hängen zu lassen. Auch ein "Gesunder" hat Höhen und Tiefen.“

Jens S., 45 Jahre, Adendorf:

„Der Terrorist in mir ...

Erinnerst du dich noch an den Tag, an dem wir uns

begegneten? Ich werde diesen regnerischen Tag im September 2006 niemals vergessen können. Nach Dienstschluss, es ging mir nicht besonders gut, wartete ich auf den Bus. Auf dieser Bank an der Haltestelle schlugst du mich brutal nieder. Offensichtlich hattest du mich schon Wochen vorher im Visier, verfolgtest mich wie ein Schatten, kanntest meine Gewohnheiten und meinen Tagesablauf genau, und hast dir den Zeitpunkt für diesen feigen Anschlag gut überlegt. Nachdem ich aus der Bewusstlosigkeit erwachte, schleppte ich mich zum Arzt. Dann der Schock, die Diagnose: Diabetes Typ1. Seit diesem Tag versuchst du unermüdlich mich zu terrorisieren und zu zerstören, greifst andere Organe an, holst dir Unterstützung von anderen Autoimmunkrankheiten, versuchst mich mit Alkohol zu verführen, um mich Stück für Stück zu zermürben. Aber ich werde nicht kampflos aufgeben, auch ich habe mir Unterstützung geholt. Ärzte, Millionen andere Betroffene und Insulin. Bewaffnet mit Blutzucker-Messgerät und Pen habe ich den Kampf gegen dich aufgenommen. Die wichtigste aller Waffen aber ist mein eiserner Wille am Leben zu bleiben. Meine tägliche Motivation."

Nadine H., 32 Jahre, Herforst:

„Heute vor genau einem Jahr kamst du ohne Ankündigung einfach in unser Leben.

Du hast nicht gefragt, ob du reinkommen darfst, sondern bist einfach geblieben.

Seit dem ist nichts mehr wie es mal war.

Es gibt Tage und Nächte, da dreht sich alles nur um dich.

Es gibt Tage, da verfluche ich dich und dir ist es vollkommen egal.

Seit dem Du da bist, hast du mich nachts nicht mehr schlafen lassen, wegen dir muss ich mindestens ein-zwei Mal aufstehen.

Wegen dir muss ich meinem Kind Schmerzen zufügen, da es sonst nicht überleben kann.

Weißt du eigentlich, wie weh das einer Mutter tut? Weißt du, was es für ein Gefühl ist, wenn man ihm den Katheter wechseln muss und das eigene Kind weinend und flehend vor einem steht und sagt: "Mama, bitte nicht, das tut so weh." Wenn du es dann trotzdem machen musst, weil du weißt, ohne geht es nicht! Wenn dein Kind denkt, es hat was falsch gemacht, weil du ihm immer weh tust und du ihm aber beibringst, dass man niemandem weh tun darf!

Wegen dir habe ich jeden Tag Angst um mein Kind.

Wegen dir können wir nicht mehr so spontan sein wie vorher.

Wegen dir war mein Kind schon bewusstlos.

Auch wenn ich versuche, dass mein Kind genauso aufwachsen kann wie andere in seinem Alter, wird er wegen dir doch immer die eine oder andere Einschränkung haben.

So langsam könntest du echt mal wieder deine Sachen packen und verschwinden.

Für immer, den wir werden dich bestimmt nicht vermissen.

Oft frage ich mich WARUM!

Warum hast du dir mein Kind ausgesucht, du scheiß Diabetes Typ 1, warum bist du nicht einfach bei mir eingezogen? Ich hoffe, dass irgendwann jemand kommt, der dich für immer besiegen kann und ich denke irgendwann wird es jemand schaffen.

Ich bin sooo stolz auf meinen Kleinen, wie er das alles meistert! Wie er sich bis zu zwölfmal am Tag piksen lässt, wie er mit seiner Krankheit umgeht und schon mit drei Jahren merkt, wenn was mit seinem Zucker nicht stimmt. Für ihn bist du schon NORMAL geworden.

Für ihn gehörst du zu seinem Leben, wie das tägliche Zähneputzen, vielleicht ist es auch gut so, dass er sich an die Zeit ohne dich nicht mehr erinnern kann. Ich wünschte, ich könnte das auch. Aber wenn ich dran denke, wie du heute vor genau einem Jahr im Krankenhaus lagst ...!

Da kommen alle Gefühle wieder hoch, Angst, Wut, Zorn und Hass. Und natürlich wieder die Frage nach dem "Warum" die mir wohl keiner beantworten kann.

Ab heute leben wir mit dir, Diabetes Typ 1 und nicht du mit uns!!!!!!"

Annika K., 24 Jahre, Frankfurt/Oder:

„Mein Diabetes wurde erst vor zwei Monaten entdeckt, dennoch war ich nie schockiert. Seit Monaten zog ich eine heftige Grippe nach der nächsten mit mir, sodass ich die letzten drei Monate zum Auskurieren größtenteils im Bett verbracht habe. Ich war chronisch übermüdet und abgeschlagen, hatte ständig mit Übelkeit, Kopfschmerzen und Konzentrationsproblemen zu kämpfen und war überreizt. Ich zog mich von Freunden zurück, weil ich sowieso zu müde war um mich mit ihnen zu treffen und mich ihre Gesprächsthemen doch nur genervt hätten, ich besuchte Vorlesungen nicht und erschien kaum noch zu den Orchesterproben, die mir vorher so viel Freude bereitet hatten. Dazu kam, dass ich über Nacht überraschend sehr starke Sehstörungen bekam, ich konnte ein Autokennzeichen aus 15 cm Entfernung nicht mehr lesen und hatte plötzlich ständig Durst. Mein Freund versuchte, übermäßige Gespräche mit mir zu vermeiden, da ich, von mir selbst unbemerkt, wohl des Öfteren verzögert, gar nicht, oder aber mit völligem Schwachsinn antwortete. Als ich endlich zum Arzt ging erzählte ich brüskiert, dass meine Grippe langsam lästig würde und beschrieb ihr die Symptome. Eine Blutzuckermessung bestätigte ihren Verdacht auf Diabetes. Mein Nüchternwert lag bei 25 mmol/l (umgerechnet 451 mg/dl). Ich wurde dann eine Woche lang im Krankenhaus auf

Insulin eingestellt und nur entlassen, weil ich meinen Diabetologen schon aus dem Orchester her kenne und er den Ärzten versicherte, dass ich gewissenhaft mit meiner Krankheit umgehen würde und ich umgehend bei ihm in Behandlung käme. Das Insulinspritzen hat mir noch nie Angst gemacht und auch sonst habe ich bisher kaum einen Moment gehabt, in dem ich mich durch meinen Diabetes beeinträchtigt fühlen musste. Vielen Meinungen, wie 'ich muss täglich meinen Blutzucker messen und die Teststreifen irgendwo entsorgen', oder 'das ständige Spritzen und Korrigieren kann ich nicht mehr ausstehen' sind für mich schwer nachvollziehbar, was meiner Meinung nach unmittelbar damit zusammenhängt, dass ich mich, im Gegenzug zu den meisten langjährig Betroffenen, noch sehr genau erinnern kann, wie schlecht es mir ging, bevor ich Insulin gespritzt habe. Zudem sehe ich eindrucksvoll an meinem Freund, dass es wesentlich schlimmer sein könnte. Er hat Zöliakie und muss seitdem auf sämtliche Mehlspeisen verzichten. Ich dagegen kann weiterhin alles essen und gegebenenfalls mit Insulin Gegenregulieren. Natürlich darf jeder Diabetiker es auch mal leid sein, seine Werte kontrollieren und Insulin spritzen zu müssen, aber ich hoffe für mich und alle anderen Diabetiker, dass wir uns immer daran erinnern, dass es immer noch schlimmer geht, es schlimmere oder sogar behandelbare Krankheiten gibt und man gerade auch unter Berücksichtigung der medizinischen Versorgung in Deutschland, vergleichsweise gut leben kann ...“

Damian B., 8 Jahre, Neu-Anspach:

„Ich habe schon ganz lange Diabetes. Mama und Papa sagen, seit ich zweieinhalb bin. Richtig erinnern kann ich mich aber nicht.

Ich finde das gar nicht so schlimm. Manchmal darf ich sogar was naschen, wenn andere Kinder nichts mehr bekommen. Dann ist mein Zucker zu niedrig.

Blöd ist es nur, wenn ich gerne was mit Kohlenhydraten essen würde, aber mein Zucker so hoch ist, dass ich erst mal nichts haben darf. Es ist auch blöd, dass ich immer messen muss und mir Insulin abgeben, wenn die anderen einfach so essen können. Aber das muss halt sein. Und auch wenn es manchmal schwer ist, sich in der Schule zu konzentrieren, weil mein Zucker gerade doof ist, gehe ich doch gerne hin. Besonders gemein finde ich, wenn man mich oder andere ärgert, nur weil wir Diabetes haben.

Ich habe Glück und habe jetzt ganz viele Freunde, so wie zum Beispiel Simon und Philipp und die stört meine Krankheit gar nicht. Aber ich weiß, dass es ganz viele Kinder gibt, die wenige oder keine Freunde haben, und das nur, weil sie krank sind. Ich fühle mich meistens gar nicht krank, und wenn es mir mal doch nicht so gut geht, dann ist ja meine Mama da und hilft mir.

Man muss keine Angst vor dem Diabetes haben. Niemand muss dass, nicht die, die krank geworden sind und auch nicht die, die mit dem Diabetiker zusammen sind.

Ich kann nichts dafür, dass ich Diabetes bekommen habe. Das weiß ich, auch wenn Mama und Papa immer sagen, ich hab das nur, weil ich zu süß für diese Welt bin. Das ist natürlich ein Witz.

Mama hat mich, als ich ihr das hier alles gesagt habe gefragt, was ich mir in Bezug auf den Diabetes wünschen würde. Ich würde mir wünschen, dass die Menschen sich ein bisschen mehr auf Diabetes einlassen und sich auch mal informieren. Dann müsste nämlich keiner mehr zu einem Diabetiker gemein sein. Diabetes ist nämlich gar nicht so schlimm. "

ENDE

Nachtrag

Bedienungsanleitung zum GlucaGen HypoKit:

1. Die Plastikkappe muss von der Ampulle mit dem Pulver entfernt, sowie die Schutzhülle von der Nadel abgezogen werden. Anschließend muss die komplette Flüssigkeit der Spritze durch den Gummipfropfen am Kopf der Ampulle in diese gespritzt werden. Die Spritze anschließend in der Ampulle stecken lassen.

2. Bewegen Sie die Ampulle mit aufgesteckter Spritze vorsichtig und so lange, bis sich das ganze Pulver gelöst hat und die Injektionslösung klar ist.

3. Kontrollieren Sie, dass wirklich der komplette Inhalt der Spritze in der Ampulle ist, der Spritzkolben somit komplett eingeschoben ist. Erst dann ziehen sie die Spritze mit der kompletten Lösung auf. VORSICHT! Nicht, dass versehentlich der komplette Kolben aus der Spritze gezogen wird. Auch wenn es schwerfällt, ruhig bleiben!

4. Spritzen Sie bei einer Person über 25 kg den kompletten Inhalt der Spritze, bei einem Kind unter 25 kg nur die Hälfte des Inhaltes. Hierfür eine Hautfalte bilden an Oberschenkel, Gesäß, Oberarm oder Bauch und die Injektion in diese setzen.

Danksagung

An dieser Stelle möchte ich mich bei all denen bedanken, die mir bei der Umsetzung geholfen haben.

In erster Linie natürlich bei meinem Sohn Damian, ohne den es dieses Buch nicht geben würde.

Zudem geht ein besonderer Dank an Simone B., deren Geschichte der letztendliche Auslöser war, dass ich anfing, unsere Erlebnisse zu Papier zu bringen.

Ich bedanke mich bei meinem Mann Sebastian, der von Anfang an hinter mir stand, mit mir das Erlebte reflektierte, und ohne den Sie dieses Buch vermutlich nicht in den Händen halten würden.

Viele Menschen in meinem Umfeld haben mich bei der Entstehung dieses Buches begleitet und einige haben auch ihren Weg in unsere erzählten Erlebnisse gefunden. Ich möchte mich somit bei unserer Familie und auch bei unseren Freunden bedanken, da sie versuchen ihren ganz persönlichen Beitrag dazu zu leisten, dass Damian ein möglichst normales Leben bestreiten kann. Ich denke, ihr wisst, dass ihr gemeint seid, und somit verzichte ich an dieser Stelle auf eine Namensauflistung.

Erwähnen möchte ich noch meine Testleser, die teilweise in Rekordgeschwindigkeit ein Feedback gegeben haben. Danke für eure ausnahmslos konstruktive Kritik und euer Lob.

Barbara S., Birgit M., Jutta G., Donate B., Katharina Z., Sascha M., und natürlich Sebastian B.

Ein besonderer Dank für die Hilfe bei der Covergestaltung geht an Birgit M., Torsten T. und Sebastian B.

Abschließend einen ganz besonderer Dank an all die lieben Menschen, die ihre Erlebnisse mit mir teilten.

Auch wenn es nicht alle in das Buch geschafft haben, so war die Resonanz unfassbar. Das positive Feedback war für mich oft überwältigend und ich hätte nicht damit gerechnet.

Ihr seid alle absolut großartig.

In diesem Sinne gilt mein Dank neben vielen anderen:

Dennis S., Britta H., Thomas M., Christine R., Rebecca M., Stefan K., Heike G., Birgit E.B., Dirk K., Fabiana Guilia P., Sylvia B., Fadhila L., Tanja S., Jessica G., Janna M., Verena P., Claudia F., Simone B., Tanja C., Astrid D., Manja S., Nico B., Daniela K., Rebecca M., Konni H., Doreen K., Doris M., Nadine L., Sabine B., Ralf Y., Katharina B., Yvonne B.,

Monika B., Janina K., Cecilia L., Kerstin L., Gaby K. Stephanie S., Marén L., Jessica M., Thomas v. W., Margit R., Ute K., Sabine P., Steffi B., Gabi A., Tina H., Andreas P., Manja S., Michelle J., Nina R., Julia D., Margarethe M., Jule N., Claudia E., Jeanette W., Nadine P., Ann-Kathrin T., Jessica P., Susanne R., Verena K., Astrid J., Stefanie M., Nick R., Maike G., Claudia D., Christine S., Tina M., Susanne C., Josephine G., Rebecca K., Susanne S., Sabrina W., Mariana M., Fabio V., Manfred H., Jens S., Nadine H., Annika K.

Auch bedanke ich mich bei den Autoren von „Kalorien Mundgerecht". Unsere Bibel der Lebensmittel, die uns bisher noch nie im Stich gelassen hat.